독이 될 수도 있는 당신이 몰랐던 영양제에 대한 사실

독이 되는 영양제

지음 오혜경

독이 되는 영양제

1판 1쇄 인쇄 | 2024년 08월 22일
1판 1쇄 발행 | 2024년 08월 29일

지 은 이   오혜경
발 행 인   장주연
출 판 기 획   김도성
출 판 편 집   이민지, 김형준
편집디자인   김영준
표지디자인   김재욱
일 러 스 트   김명곤
제 작 담 당   황인우
발 행 처   군자출판사(주)
　　　　　등록 제4–139호(1991. 6. 24)
　　　　　본사 (10881) 파주출판단지 경기도 파주시 회동길 338(서패동 474–1)
　　　　　전화 (031) 943–1888　　　팩스 (031) 955–9545
　　　　　홈페이지 | www.koonja.co.kr

ISBN 979-11-7068-171-7

정가 25,000원

독이 되는 영양제

지음 오혜경

[일러두기]
본문의 내용은 〈식품안전나라〉 검색을 통한 식품의약품안전처의 고시내용과 논문을 검색하여 참고하였으며,
참고한 논문은 각 장에 정리하였습니다.

서문

저는 한방내과 전문의이자, 영양학으로 박사 학위를 취득했습니다. 이러한 학문적 경험 덕분에 진료 현장에서 혹은 주변 지인들에게 영양제 추천에 관한 요청을 자주 받게 됩니다. 그럴 때마다 저는 오히려 피해야 할 영양제에 대해 강조합니다. 영양제를 오남용하고 있는 경우가 더 많기 때문입니다.

한국건강기능식품협회의 '2023 건강기능식품 시장현황 및 소비자 실태 조사'에 따르면, 건강기능식품 시장은 지속적인 성장세를 보이고 있습니다. 2019년에 약 4조 8,936억 원이었던 시장 규모는 2023년에는 약 6조 2,022억 원으로 증가해 5년 동안 약 27%의 성장률을 기록했습니다. 2025년 초고령 사회 진입을 앞두고 건강 관리 및 셀프메디케이션(self-medication)에 대한 관심이 증가함에 따라, 건강기능식품 시장의 성장은 앞으로도 계속될 것으로 예상됩니다. 또한, 온라인 채널의 확대로 인해 영양제 접근성이 중장년층뿐만 아니라 20~30대까지 확대되고 있는 추세입니다.

많은 사람들이 인체 기능 향상, 질병 예방, 영양 보충 등의 목적으로 건강기능식품을 섭취하고 있습니다. 그러나 각 제품에 대한 효능이 과장된 경우가 많고, 일반 소비자들은 객관적인 정보나 부작용에 관한 자료를 찾기 어렵습니다. 대부분의 건강기능식품은 일반적으로 안전하다고 알려져 있지만, 전혀 위험이 없는 것은 아닙니다. 2023년 식품의약품안전처에 보고된 건강기능식품 관련 이상 반응 의심 신고는 1,434건이었으며, 보고된 주요 증상은 소화불량, 가려움, 어지러움, 배뇨곤란, 가슴 답답함 등이었습니다. 이러한 단순한 불편 증상을 넘어, 맞지 않는 영양제를 장기적으로 복용할 경우 특정 질환의 위험이 증가할 수 있으며, 특정 집단에게는 더욱 해로울 수 있습니다.

우리 국민 중 81.2%가 건강기능식품을 구매한 경험이 있으며, 최근 1년 이내에 이러한 제품을 복용한 이력이 있는 응답자의 72.5%는 1년 내내 건강기능식품을 섭취하고 있다고 답했습니다. 이는 영양제가 우리 생활에 깊숙이 자리 잡고 있음을 보여주며, 복용 기간이나 용법에 대한 명확한 지침이 부족하다는 것을 나타냅니다.

　의료인은 환자들에게 검증된 의학적 정보를 제공할 의무가 있습니다. 이는 환자의 건강 상태와 현재 시행 중인 치료법을 고려하여 건강기능식품의 적합성을 평가하는 것을 포함합니다. 저는 이 책을 통해 의료 전문가가 알아야 할 영양제의 부작용에 대한 정보를 제공하고자 합니다. 또한, 건강기능식품에 관심 있는 사람들에게 현재 복용 중인 제품의 효능과 부작용을 정확히 이해하는 데 도움이 되는 안내서가 되기를 희망합니다.

　아울러 이 책에서는 '영양제'라는 용어를 대중적으로 통용되는 의미에 따라 사용하였습니다. 즉, '영양제'(비타민, 미네랄, 아미노산 등 필수 영양소가 함유된 제품), '보충제'(영양소 외에도 허브, 식물 추출물, 프로바이오틱스 등 다양한 성분이 포함된 제품), '건강기능식품'(건강에 유익한 특정 기능성 성분이 포함된 제품)을 포괄적으로 지칭하는 의미로 사용하고 있습니다. 독자 여러분께서는 이 점을 참고하여 읽어주시기를 부탁드립니다.

저자
오혜경 드림

추천사

오늘날 질병 발생에 가장 큰 영향을 미치는 환경 인자는 식품과 영양입니다. 건강을 지혜롭게 관리하기 위해서는 과하지도 않고 부족하지도 않은 적정한 식품 및 영양소의 섭취가 필수적입니다. 그러나 다양한 매체에서 마치 특정 영양소를 많이 섭취하면 질병을 예방하거나 치료할 수 있다고 과장하여 보도하는 경우가 많습니다. 이는 대부분 상업적 홍보와 연관되어 있으며, 많은 사람들이 영양학에 대한 충분한 이해 없이 이러한 상업적 접근을 수용하고 있는 실정입니다.

저자인 오혜경 박사는 한의사이면서 영양학 박사로, 과학적 근거를 바탕으로 많은 환자들의 치료와 건강 관리에 기여하기 위해 임상적으로 노력해 왔습니다. 저자는 환자들이 영양제나 보충제를 남용하여 오히려 치료가 어려워지고 다양한 부작용을 겪는 사례를 직접 관찰하면서 이 문제의 심각성을 인식해 왔습니다. 이에 따라, 환자들이 올바른 영양소 섭취를 통해 질병을 효과적으로 관리할 수 있도록 임상적으로 연구해 왔습니다. 또한, 오혜경 박사는 많은 과학자들의 연구 결과와 자신의 임상 경험을 종합하여 분석함으로써 객관성을 더욱 강화하였습니다.

본 저서는 질병 관리에서 영양소의 적절한 섭취와 보충제의 오남용 방지에 관한 매우 중요하고 의미 있는 내용을 수록하고 있습니다. 이 분야는 그 중요성과 연구 단계에서 앞으로 많은 발전이 기대됩니다. 현재 영양제 및 보충제의 부작용에 대한 과학적 이해와 임상적 연계는 초기 단계에 있으며, 향후 다양한 연구 결과가 축적됨에 따라 보다 체계적인 가이드라인이 마련될 것으로 예상됩니다. 또한, 영양소의 대사는 개인별 대사 체계와 면역 체계에 따라 달라질 수 있음을 염두에 두어야 합니다. 오혜경 박사는 앞으로도 질병 치료에서 영양소의 역할에 관한 학문적 발전을 선도하며, 지속적으로 유용한 정보를 제공해 주기를 바랍니다.

서울대학교 식품영양학과 명예교수

지근억

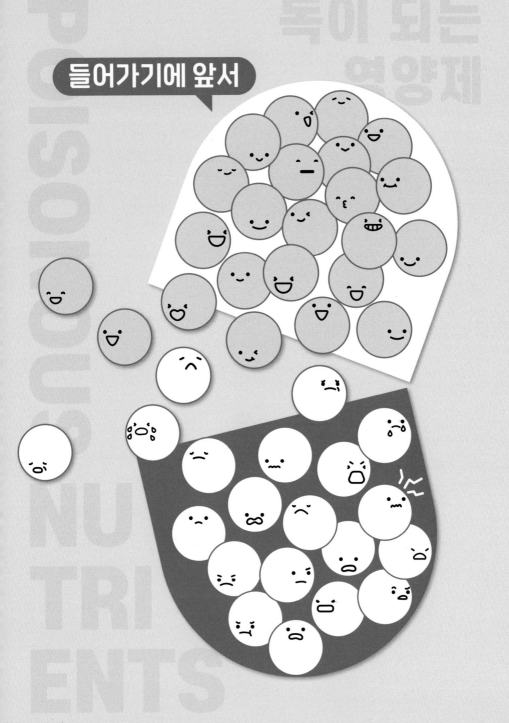

들어가기에 앞서

독이 되는
영양제

POISONOUS NUTRIENTS

1. 영양소 섭취 기준이란?

영양소의 섭취 기준은 개별 영양소와 해당 영양소에 대한 개인의 필요성에 따라 달라집니다. 일반적으로 국제적인 영양소 섭취 기준은 세계보건기구(World Health Organization, WHO)나 미국 국립보건원(National Institutes of Health, NIH)과 같은 국제기구가 발표하는 국제적인 영양소 섭취 기준을 참고합니다. 국내에서는 보건복지부와 한국영양학회가 발표하는 〈한국인 영양소 섭취기준〉을 참고합니다. 이러한 기준은 연령, 성별, 건강 상태, 임신 여부 등 여러 요인을 고려해 결정됩니다.

영양소별 섭취 기준은 평균필요량, 권장섭취량, 충분섭취량, 상한섭취량으로 구분됩니다. 영양소 필요량에 대한 과학적인 근거가 충분한 경우, 평균필요량과 권장섭취량이 설정되며, 충분한 근거가 부족한 경우에는 충분섭취량으로 필요량을 유추합니다. 또한, 과잉 섭취로 인한 유해 반응이 나타날 수 있으므로, 상한섭취량을 정의하여 영양소 과다 섭취로 인한 부작용을 방지합니다. 이러한 각각의 기준은 해당 영양소에 대한 연구 결과와 임상 데이터를 바탕으로 설정됩니다.

(1) 평균필요량(Estimated average requirement, EAR)

평균필요량은 특정 영양소를 충분히 섭취함으로써 일반적인 인구 집단의 절반 이상이 영양소 결핍을 방지할 수 있는 양을 의미합니다. 이는 영양소의 생리적 필요성을 고려해 설정되며, 영양소 섭취량에 민감하게 반응하는 기능적 지표와 영양 상태를 판단할 수 있는 기준에 따라 결정됩니다. 따라서 기능적 지표가 명확하지 않은 일부 영양소의 경우 평균필요량을 설정하기 어려울 수 있습니다. 이 수치는 나머지 절반에게는 충분하지 않을 수 있어, 전체 인구가 영양소 결핍을 예방하도록 보장하기에는 충분하지 않습니다.

(2) 권장섭취량(Recommended dietary allowance, RDA)

권장섭취량은 인구 집단 중 건강한 대다수(약 97~98%)가 특정 영양소의 필요량을 충족할 수 있는 섭취 수준을 의미합니다. 이는 대부분의 건강한 사람들이 영양 결핍을 예방하고 건강을 유지하기 위해 필요한 특정 영양소의 적정 섭취량을 나타냅니다. 권장섭취량은 평균필요량에 표준편차의 2배를 더하거나 변이계수를 더하여 산출되므로 평균필요량이 설정되지 않은 영양소의 경우 권장섭취량도 제시하기 어렵습니다. 대부분의 경우 권장섭취량으로 영양소 결핍의 가능성은 거의 없지만, 일부 사람들은 여전히 특정 영양소를 충분히 섭취하지 못할 수 있습니다.

(3) 충분섭취량(Adequate intake, AI)
충분섭취량은 건강한 인구 집단 대다수가 영양소 결핍을 예방하기 위해 필요한 영양소 섭취량을 나타냅니다. 이는 해당 영양소를 충분히 섭취하고 있다고 판단되는 건강한 사람들의 일상적인 섭취량의 중앙값으로 계산됩니다. 충분섭취량은 권장섭취량이 정해지지 않은 경우 사용되는 추정값입니다.

(4) 상한섭취량(Tolerable upper intake level, UL)
상한섭취량은 특정 영양소를 과다하게 섭취했을 때 발생할 수 있는 유해한 부작용을 예방하기 위해 설정된 최대 섭취량입니다. 이는 건강상의 위험이 없는 최대 안전 섭취량을 의미하며, 일반적인 식품 섭취만으로는 이 수치에 도달하기 어렵습니다. 하지만 보충제나 건강기능식품을 통한 섭취도 고려하여 이 상한섭취량을 초과하지 않도록 주의해야 합니다.

예를 들어, 비타민 A의 상한섭취량은 간 독성과 가임기 여성에서의 기형아 출산 가능성을 고려해 설정되었으며, 비타민 C의 상한섭취량은 위장관 장애의 위험을 근거로 설정되었습니다. 일부 영양소의 상한섭취량은 연구와 임상시험을 통해 결정되었으나, 연구가 부족하거나 데이터가 제한적인 영양소의 경우 상한섭취량 설정에 어려움이 있습니다.

(5) 국제단위, IU란?(International Unit, IU)
IU는 국제 단위(International Unit)를 나타내며, 비타민, 호르몬, 약물과 같

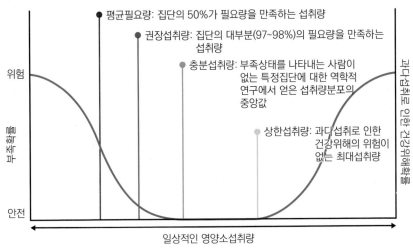

평균필요량: 집단의 50%가 필요량을 만족하는 섭취량

권장섭취량: 집단의 대부분(97~98%)의 필요량을 만족하는 섭취량

충분섭취량: 부족상태를 나타내는 사람이 없는 특정집단에 대한 역학적 연구에서 얻은 섭취량분포의 중앙값

상한섭취량: 과다섭취로 인한 건강위해의 위험이 없는 최대섭취량

위험

안전

부족위험률

과다섭취로 인한 건강위해위험률

일상적인 영양소섭취량

2015 한국인 영양소 섭취기준, 보건복지부&한국영양학회

영양소 섭취기준 지표의 개념도

은 활성 물질의 생물학적 활성을 표현하는 데 사용되는 단위입니다. 특히, 지용성 비타민인 비타민 A, D, E 및 수용성 비타민인 비타민 C, 그리고 일부 호르몬이나 약물의 활성을 나타내는 데 주로 쓰입니다. 다양한 화합물들이 비슷한 효과를 나타내면서도 생리활성도가 다를 수 있으므로 IU는 이러한 차이를 반영하여 화합물의 효과나 활성에 기반한 국제적인 표준 단위로 사용됩니다.

2. 생화학적 개인성(Biochemical individuality)

로저 J. 윌리엄스는 그의 저서 "Biochemical individuality"에서 각 개인이 독특한 생화학적 특성을 가진다는 것을 강조합니다. 이 개념은 유전, 생활 습관, 환경 등의 다양한 요인으로 인해 모든 사람의 생리적, 생화학적 특성이 다르다는 것을 의미합니다. 이에 따라 영양소의 필요량과 상한섭취량도 개인마다 다를 수 있습니다. 영양 의학에서는 이를 고려해 개인의 식습관, 건강 상태, 생리적 특성에 맞춘 영양소 섭취량을 결정합니다. 윌리엄스는 이러한 생화학적 차이가 건강에 중요한 영향을 미치며, 개인 맞춤형 영양 치료가 필수적이라고 주장했습니다.

이 개념은 영양소의 권장섭취량과 상한섭취량이 주로 결핍이나 과잉 섭취를 방지하기 위한 광범위한 지표일 뿐 개인의 필요를 정확히 반영하지 않는다는 것을 의미합니다. 따라서 영양제를 복용할 때도 개인의 식습관, 건강 상태, 생리적 특성을 고려한 맞춤형 접근이 필요합니다. 모든 사람이 같은 영양제로 동일한 이익을 얻지는 않으며, 일부 사람에게는 특정 영양제가 해로울 수도 있습니다. 이는 개인의 생화학적 차이를 고려하고 영양소의 개별적 특성을 이해하는 것이 효과적인 건강 관리에 있어 중요하다는 것을 강조합니다.

3. 건강기능식품이란?

건강기능식품은 영양소 결핍을 보충하거나 인체에 유익한 기능을 가진 원료로 만들어져 건강 유지에 도움을 주는 식품입니다. 식품의약품안전처는 기능성 원료의 안전성과 효능을 검증하여 허가하며, 이 원료들은 고시원료와 개별 인정 원료로 구분됩니다. 건강기능식품은 과학적 증거에 기반하여 건강 개선을 목적으로 사용되지만, 의약품처럼 특정 질병의 예방이나 치료 효과를 기대할 수는 없습니다.

건강기능식품과 의약품은 사용 목적, 규제, 안전성 평가 면에서 차이가 있습니다. 건강기능식품은 질병 치료를 목적으로 하지 않으며, 일반적인 건강 유지나 개선에 초점을 맞춥니다. 이들 제품은 유효성에 대한 과학적 증거를 요구하나, 의약품에 비해 상대적으로 적은 규모의 임상 시험을 거치며, 엄격한 평가가 요구되지는 않습니다. 그 결과, 효과는 개별적이고 다양할 수 있습니다. 건강기능식품의 기능성은 인체 기능 유지, 생리기능 활성화, 질병 발생 위험 감소 등을 포함하며, 이들은 영양소 기능, 생리활성 기능, 질병 발생 위험 감소 기능 등으로 분류됩니다.

기능성 구분	기능성 내용
질병발생 위험 감소	질병의 발생 또는 건강상태의 위험감소와 관련한 기능
생리활성 기능	인체의 정상기능이나 생물학적 활동에 특별한 효과가 있어 건강상의 기능향상 또는 건강유지·개선을 나타내는 기능
영양소 기능	인체의 정상적인 기능이나 생물학적 활동에 대한 영양소의 생리학적 작용

〈출처: 건강기능식품의 기능성원료 인정 현황, 식품의약품안전처, 2016〉

목차

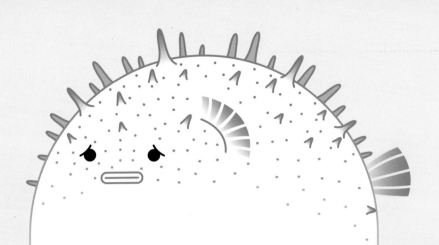

흡연자에게는
해가 되는 영양제

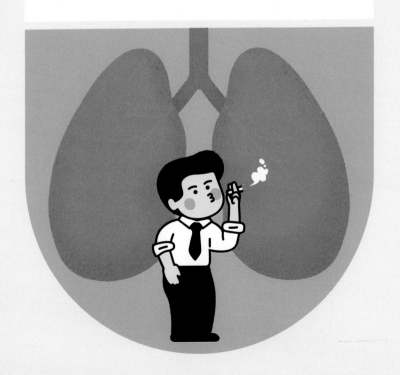

흡연자에게는 해가 되는 영양제

※ **비타민 A** (Retinol, retinal, retinoic acid)

※ **베타카로틴** (β-Carotene)

※ **루테인** (Lutein)

※ **비타민 B6** (Pyridoxine)

※ **비타민 B12** (Cyanocobalamin)

※ **비타민 E** (Tocopherol)

흡연은 우리 몸에 다양한 병리적 변화를 유발합니다. 담배 연기에 포함된 자유 라디칼은 산화 스트레스를 대폭 증가시켜, 세포 손상을 가속화하고 폐 조직에 염증 반응을 일으킵니다. 또한, 흡연은 일부 영양소의 흡수와 활용을 감소시킬 수 있습니다. 더 나아가, 담배에 있는 니코틴과 같은 유해 성분은 혈관을 좁히고 혈관벽에 손상을 주어, 심혈관계 질환의 위험을 증가시킬 수 있습니다. 흡연자들에게 일어나는 이러한 특별한 변화로 인해, 일반적으로 유익하게 여겨지는 영양 관리 방법들이 흡연자들에게는 예상치 못한 해로운 결과를 초래하기도 합니다. 예를 들어 일반적으로 건강에 유익하다고 알려진 특정 항산화제가 흡연자에게는 오히려 폐암의 유병률을 높이기도 합니다. 그렇다면, 과연 흡연자분들은 어떤 영양제를 피해야 할까요?

흡연자에게 암을 일으킬 수 있는 영양제

비타민 A와 그 전구체인 베타카로틴은 시각 적응을 돕고 눈 건강에 중요한 역할을 합니다. 또한, 루테인은 황반 색소를 증가시켜 눈 건강에 도움을 줍니다. 이러한 이유로 이들 성분은 눈 건강을 위한 영양제에 주로 포함됩니다. 그러나, 흡연자들의 경우 비타민 A, 베타카로틴, 루테인을 장기간 복용하면 폐암 발생률이 증가할 수 있어 주의가 필요합니다.

비타민 B군은 다양한 생리적 반응에 필수적이며 피로 개선에 도움을 주어 영양제로 보충하는 분들이 많습니다. 특히, 비타민 B6와 비타민 B12는 에너지 대사, 호모시스테인 대사, 그리고 DNA 합성에 중요한 역할을 합니다. 그러나 흡연자의 경우 비타민 B6와 비타민 B12를 장기간 복용할 경우 폐암 발생률이 증가한다는 역학적 연구 결과가 보고되었습니다.

 ## 흡연자에게 심혈관계 문제를 일으킬 수 있는 영양제

비타민 E는 대표적인 항산화제로, 심혈관 건강을 증진시키고 면역력을 강화하는 데 도움이 되는 것으로 알려져 있습니다. 그러나 흡연자에게는 장기간 비타민 E 보충제의 사용이 사망률을 증가시키고 심장 질환의 위험을 높인다는 연구 결과가 보고되고 있어, 이들에게는 주의가 필요합니다.

⊜ 비타민 A (Retinol, retinal, retinoic acid), 베타카로틴(β-Carotene)

비타민 A (retinol, retinal, retinoic acid)는 지용성 비타민으로 시력, 면역 체계, 피부 건강 등에 중요하며, 유전자 발현을 조절합니다. 동물성 식품에는 레티놀의 형태로, 식물성 식품에는 베타카로틴의 형태로 존재합니다. 베타카로틴은 체내에서 흡수된 후, 비타민 A로 전환되기 때문에 비타민 A의 전구체라고 불리우며, 항산화 성분으로 작용하여 세포 손상을 예방하고 산화 스트레스를 감소시킵니다. 보통 베타카로틴이 비타민 A로 전환될 때, 식품의 경우 12:1의 비율로, 보충제의 경우 2:1의 비율로 전환됩니다.

1 retinol activity equivalent (RAE)=1 μg all-*trans*-retinol

=2 μg all-*trans*-β-Carotene in dietary supplements

=12 μg all-*trans*-β-Carotene in food

비타민 A (Retinol, retinal, retinoic acid)

☑ **기능**	(가) 어두운 곳에서 시각 적응을 위해 필요
	(나) 피부와 점막 형성 및 기능 유지
	(다) 상피세포의 성장과 발달
	(라) 유전자 발현 조절
☑ **일일 섭취량**	210~1,000 μg RAE (699.93~3,333 IU)
☑ **상한 섭취량**	성인 3,000 μg RAE
☑ **사용목적**	눈 건강 (야맹증, 안구건조증 등), 피부 질환 (습진, 여드름 등), 면역력 강화
☑ **주의**	간 질환이 있거나 간독성이 있는 약물 복용 시 주의, 임산부 및 흡연자 주의

• RAE, retinol activity equivalent; IU, International Unit.
• RAE: 레티놀 활성 당량. RAE 단위는 비타민 A의 변환 효율을 표준화하여 비교합니다.

β-카로틴 (β-Carotene)

☑ 기능	(가) 어두운 곳에서 시각 적응을 위해 필요
	(나) 피부와 점막 형성 및 기능 유지
	(다) 상피세포의 성장과 발달
	(라) 항산화 작용
☑ 일일 섭취량	(가) 및 (나)의 경우: 0.42~7 mg
	(다)의 경우: 1.26 mg 이상
☑ 상한 섭취량	비타민 A에 준하여 설정
☑ 사용목적	눈 건강, 항산화 기능, 면역력 강화
☑ 주의	흡연자 및 장기 복용 시 주의, 과다 섭취 시 황반 색소 관찰

비타민 A는 로돕신 합성에 필수적으로 결핍 시, 야맹증, 안구 건조증, 각막 연화증과 같은 문제가 발생할 수 있습니다. 비타민 A는 피부와 점막 형성에 필요하고, 상피세포의 성장과 발달을 촉진합니다. 이를 통해 비타민 A는 피부 재생과 점액 분비를 강화하고, 면역 시스템의 효율성을 높입니다. 또한, 비타민 A는 유전자 발현을 조절하여 세포의 성장과 분화에 영향을 미침으로써 다양한 생리적 기능에 필수적입니다. 비타민 A는 간에서 대사되고 저장되어, 과다 섭취 시 간 독성 및 간 손상을 유발할 수 있습니다. 이로 인해 두통, 구역, 피부 건조 등의 독성 증상이 나타날 수 있습니다. 성인의 경우 비타민 A의 일일 상한 섭취량이 3,000 μg (10,000 IU)로 제한되는 것은 이러한 이유 때문입니다. 임산부에게는 과다 섭취 시 기형아 출산 위험이 있으므로 상한 섭취량을 준

카로티노이드(Carotenoid)란?

카로티노이드는 식물에서 발견되는 다양한 색상의 색소로, 주로 붉은색, 주황색, 노란색 등을 제공합니다. 이들 중 일부는 비타민 A로 변환될 수 있는 프로비타민 A 카로티노이드 (provitamin A carotenoids, 예: 알파카로틴, 베타카로틴)로 분류되며, 다른 일부는 루테인, 지아잔틴, 라이코펜과 같이 비타민 A로 변환되지 않지만 독립적인 생리적 기능을 가지는 비프로비타민 A 카로티노이드(non-provitamin A carotenoids)로 분류됩니다.

수하는 것이 중요합니다.

베타카로틴은 비타민 A의 전구체로 작용하는 카로티노이드로, 비타민 A와 같은 독성 부작용은 일반적으로 발생하지 않습니다. 신체는 필요한 만큼의 베타카로틴을 비타민 A로 전환함으로써 내부의 비타민 A 양을 조절할 수 있기 때문입니다.

그러나 흡연자의 경우, 상한섭취량보다 낮은 용량에서도 예상치 못한 부작용이 관찰되었습니다. 예를 들어, 베타카로틴 20 mg을 보충제로 섭취한 흡연 남성들에서 폐암 발병률이 17% 증가하고, 사망률도 8% 증가했습니다. 또 다른 연구에서는 흡연자가 베타카로틴 30 mg과 비타민 A 25,000 IU를 섭취했을 때 폐암 발병률이 28% 증가했다고 합니다. 이러한 결과에 따라 영국의 비타민 미네랄 전문가 위원회(Expert Group on Vitamins and Minerals, EVM)는 베타카로틴의 일일 상한섭취량을 7 mg으로 설정했으며, 특히 흡연자의 장기 복용은 제한하는 것이 바람직하다고 결론지었습니다. 국내 식약처에서도 흡연자가 베타카로틴 영양제를 섭취할 때 전문가와 상의할 것을 권고하고 있습니다.

흡연자에서 비타민 A와 베타카로틴이 암 발병률을 높이는 가능한 기전으로는 산화적 스트레스 증가, 카로티노이드의 염증성 변화, 그리고 암 관련 유전자의 발현 등이 있습니다. 흡연은 폐에서 강한 산화적 스트레스를 유발하는데, 이러한 과정에서 베타카로틴이 산화되어 오히려 자유라디칼을 형성함으로써 폐 조직에 유해한 반응을 야기할 수 있습니다. 또한 흡연 과정에서 발암성이 있는 베타카로틴의 염증성 대사물이 생성될 수 있습니다. 비타민 A는 일반적으로 세포의 성장과 분화에 관여하고 비정상적인 세포 증식을 억제하여 항암 효과에 기여하지만, 흡연자에서는 암 관련 유전자의 발현을 통해 세포 증식 및 종양 성장을 촉진하는 상반된 결과를 초래할 수 있습니다. 비타민 A가 단독으로 흡연자에게 발암 가능성을 높인다는 근거는 약하지만, 유전자 발현에 관여하는 기전적 측면을 고려할 때, 이 점에 대해 주의할 필요가 있습니다.

🔵 루테인(Lutein)

루테인은 눈의 건강에 중요한 역할을 하는 카로티노이드 중 하나로, 특히 눈의 렌즈와 망막의 황반에 축적되어 황반변성을 예방합니다. 루테인은 또한 활성 산소를 제거하고 DNA 및 단백질 손상을 방지하는 항산화 기능 및 항염증 기능을 가지고 있습니다.

루테인의 상한섭취량은 명확하게 정해져 있지 않지만, 영양 보충제로서 하루 10 mg에서 20 mg 범위의 루테인 섭취는 안전하다고 여겨집니다. 그러나 장기간 루테인 보충제를 복용한 사람들에서 폐암 발생 위험이 2.02배 증가하는 것으로 나타났습니다. 일부 연구에서는 흡연 상태에 따라 루테인 보충제 섭취 후 폐암 발생률이 유의미하게 증가한다는 점을 제시하고 있습니다. 특히 흡연자는 비흡연자에 비해 폐암에 더 취약하다는 점을 고려하면, 흡연자의 경우 루테인 보충제 사용에 있어 더욱 주의가 필요합니다.

카로티노이드는 과도하게 섭취하는 경우, 산화적 스트레스가 증가하고 염증 반응이 유발될 수 있습니다. 지아잔틴은 구조적으로 루테인과 유사한 카로티노이드로, 이 역시 과다 섭취 시 주의가 요구됩니다.

루테인 지아잔틴 복합 추출물

☑ **기능**	(가) 노화로 인해 감소될 수 있는 황반색소밀도를 유지하여 눈 건강에 도움을 줄 수 있음
	(나) 항산화 작용
	(다) 항염증 작용
☑ **일일 섭취량**	루테인과 총지아잔틴의 합으로서 10~20 mg
☑ **상한 섭취량**	(−)
☑ **사용목적**	눈 건강(황반 보호)
☑ **주의**	흡연자 및 장기 복용 시 주의, 과다 섭취 시 황반 색소 관찰, 영·유아, 어린이, 임산부 및 수유부 주의

루테인은 황반 색소의 밀도를 높여 황반변성 예방에 도움을 줄 수 있지만, 시력 향상, 눈의 피로감 완화, 안구 건조증 예방 등의 추가 효과는 명확히 입증되지 않았습니다. 따라서 루테인의 잠재적 효능에 대해 과대 평가하지 않고, 앞서 언급한 잠재적 부작용을 충분히 인지하여 개인의 건강 상태에 맞는 적절한 사용이 필요합니다.

🔵 비타민 B6 (Pyridoxine), 비타민 B12 (Cyanocobalamin)

비타민 B6는 인체에 필수적인 수용성 비타민으로, 그 활성 형태인 PLP (pyridoxal 5'-phosphate)를 통해 다양한 대사 과정에서 조효소로 작용합니다. 이 비타민은 단백질 및 아미노산 대사를 촉진하고, 혈액 내 호모시스테인 수준을 정상화하여 심장 질환의 위험을 감소시키는 데 기여합니다. 또한, 비타민 B6는 글리코겐 대사에 관여하며 에너지 생성과 글루타치온 생성을 돕습니다. 세로토닌, 도파민, 에피네프린, 노르에피네프린, GABA (gamma-aminobutyric acid), 히스타민과 같은 신경전달물질의 합성을 지원하고, 적

비타민 B6 (Pyridoxine)

☑ 기능	(가) 단백질 및 아미노산 이용에 필요
	(나) 혈액의 호모시스테인 수준을 정상으로 유지하는데 필요
	(다) 에너지 생성
	(라) 글루타치온 생성에 관여
	(마) 신경전달물질 생성
	(바) 적혈구 생성
	(사) 호르몬 조절
☑ 일일 섭취량	0.45~67 mg
☑ 상한 섭취량	성인 100 mg
☑ 사용목적	심혈관계 건강 증진, 말초신경병증, 입덧
☑ 주의	고용량 장기 복용 시 신경손상 가능성, 흡연자 주의

혈구 생성 및 호르몬 조절에도 중요한 역할을 합니다. 또한 비타민 B_6는 DNA의 염기를 구성하는 중요한 아미노산인 시스테인의 합성에 관여함으로써 DNA 합성에 기여합니다. 비타민 B_6는 이러한 기능을 통해 심혈관계 질환, 고혈압, 입덧, 말초신경병증, 손목터널증후군, 당뇨병 관련 증상 및 여성의 월경전증후군(premenstrual syndrome, PMS) 완화에 효과가 있어, 이러한 문제들을 겪는 사람들이 영양제로 복용하는 경우가 많습니다.

일반적으로 비타민 B_6 결핍은 흔하지 않지만, 구강피임약 복용이나 결핵 치료제 이소니아지드(isoniazid) 사용은 비타민 B_6 결핍을 유발할 수 있습니다. 또한, 알코올 중독자는 알코올 대사 과정에서 생기는 아세트알데히드가 PLP의 분해를 촉진하므로 비타민 B_6가 부족할 수 있습니다.

비타민 B_6가 부족할 경우 피로, 혼란, 우울증, 면역 기능 저하 등을 일으킬 수 있으므로 적절한 섭취가 중요합니다. 성인의 상한섭취량은 100 mg으로 과다 섭취할 경우 신경 손상에 의한 말초신경병증, 운동실조증, 피부 발진, 감각이상 등의 부작용이 발생할 수 있습니다. 특히 대규모 전향적 분석 연구에서 하루에 20 mg 이상의 비타민 B_6 보충제를 장기간 복용하는 남성은 폐암 발생률이 1.82배 증가한다는 보고가 있습니다. 또한, 현재 흡연 중인 남성의 경우 이 위험도가 2.93배로 더욱 높아진다는 결과가 나타났습니다.

비타민 B_{12} (cyanocobalamin)는 수용성 비타민으로 에너지 대사에 필수적이며, 엽산 대사에 관여하여 호모시스테인 대사를 조절하는 중요한 역할을 합니다. 또한, 중추신경계에서 신경전달물질과 인지질의 합성에 필수적인 메틸기 전달 및 메틸화 반응에 관여합니다. 비타민 B_{12}는 혈액 생성과 신경 기능을 지원하여 악성빈혈을 예방하는 데 중요한 역할을 하고, DNA 합성에 필요한 단백질인 트랜스코발라민을 생성하는 데 필요합니다. 따라서 비타민 B_{12}의 섭취는 혈구 생산, 신경기능, DNA 합성을 위해서 중요합니다.

비타민 B_{12}는 일반적으로 식품이나 보충제를 통한 과다 섭취는 드물며, 상한섭취량은 설정되어 있지 않습니다. 비타민 B_{12}는 주로 동물성 식품에 존재하고, 비타민 B_{12} 흡수에는 위에서 생성되는 내인성 요소(intrinsic factor)가

비타민 B₁₂ (Cyanocobalamin)

☑ **기능**

(가) 정상적인 엽산 대사에 필요

(나) 적혈구 생성

(다) 신경계 보호 및 기능 유지

(라) DNA 합성

(마) 당질·지방 및 단백질 대사

☑ **일일 섭취량**   0.72~2,000 μg

☑ **상한 섭취량**   (−)

☑ **사용목적**   비타민 B₁₂ 결핍(위 절제술 등), 악성빈혈, 심혈관계 건강 증진

☑ **주의**   피부 부작용(발진, 두드러기) 보고, 흡연자 주의

필요하므로 채식주의자, 노인, 위산분비 억제제 복용자, 위절제술을 받은 환자 등은 결핍 위험이 있습니다.

그러나, 비타민 B₁₂를 하루에 55 μg 이상 장기간 섭취하는 경우, 폐암 발생률이 1.98배 증가할 수 있다는 연구 결과가 있습니다. 이 위험도는 흡연자에게서 더욱 높아질 수 있으며, 흡연자의 경우 발생률이 3.71배까지 증가하는 것으로 보고되었습니다. 이 연구는 관찰 연구로 결과 해석에 주의가 필요하지만, 영양제 장기 사용의 위험성과 특히 흡연자에게 더 많은 주의가 필요하다는 점을 강조합니다.

비타민 B₆와 B₁₂ 보충제의 장기간 섭취가 폐암 위험을 증가시키는 정확한 작용 기전은 아직 확실히 알려져 있지 않습니다. 그러나, 이러한 비타민이 DNA 합성에 관여한다는 점에서, 흡연으로 인한 병리적 변화와 상호작용하여 세포 성장을 가속화하는 것으로 추측됩니다. 이는 특히 돌연변이가 발생한 세포에서 암 세포의 성장과 분화에 영향을 줄 수 있습니다. 또한 흡연이 비타민 B₆와 관련된 염증 반응을 유발하여 암 발달에 영향을 미칠 수 있다는 근거가 제시된 바 있습니다.

⊜ 비타민 E (Tocopherol)

비타민 E는 지용성 비타민으로, 항산화제로 작용하여 자유 라디칼과 산화 스트레스로부터 세포를 보호합니다. 이 외에도, 비타민 E는 항염 작용을 통해 면역 기능을 강화하고, 혈관 확장, 혈액 응고 방지 등의 역할을 하며, 피부와 눈 건강 유지에도 기여합니다.

일반적으로 비타민 E는 식품으로부터 섭취할 때는 안전하지만, 고용량의 보충제를 장기간 복용할 경우 부작용이 발생할 수 있습니다. 과다한 비타민 E 섭취는 항응고 작용을 강화하여 건강 문제를 일으킬 수 있으며, 복통, 구토, 설사 등의 소화기계 문제, 간 독성, 신경 독성 등을 유발할 수 있습니다. 따라서 비타민 E의 상한 섭취량을 하루 540 mg으로 제한하고 있으며, 특히 항응고제를 복용하는 분들의 경우 비타민 E 보충제 섭취 시 주의가 필요합니다.

흡연자에게는 장기간 하루 25 mg의 비타민 E 보충제 복용이 사망률을 19% 증가시킬 수 있으며, 하루 400 IU 이상 섭취 시 심장 질환 위험이 증가할

비타민 E (Tocopherol, tocotrienol)

☑ **기능**	(가) 항산화 작용을 하여 유해산소로부터 세포를 보호하는데 필요
	(나) 항염증 작용
	(다) 항응고 작용
☑ **일일 섭취량**	3.3~400 mg α-TE (4.917~596 IU)
☑ **상한 섭취량**	성인 540 mg α-TE
☑ **사용목적**	심혈관계 건강 증진, 면역력 강화, 피부 건강
☑ **주의**	흡연자 및 장기 복용 시 주의, 출혈성 질환 및 항응고제 복용 시 주의, 과다섭취 주의(출혈 위험 증가)

• TE, tocopherol equivalent; IU, International Unit.
• α-TE: 알파-토코페롤 동등량. 비타민 E의 다양한 형태 중 가장 활성이 높은 알파-토코페롤의 효과를 표준화한 단위입니다. 이 단위는 비타민 E의 여러 형태(알파, 베타, 감마, 델타 토코페롤과 토코트리에놀)의 활성을 비교하기 위해 사용됩니다.

수 있다는 보고가 있습니다. 이 결과들은 상한섭취량보다는 낮은 양이지만 장기간 섭취할 경우 부작용을 유발할 수 있다는 중요한 사실을 강조합니다. 흡연은 산화 스트레스를 증가시켜 산화-환원 상태의 불균형을 유발하는데, 이 상태에서 과다한 비타민 E 섭취는 이 불균형을 더욱 악화시켜 심혈관 질환의 발생 위험을 높일 수 있습니다. 또한, 흡연은 혈관을 수축시키고 혈액 응고를 촉진하는 반면, 비타민 E는 혈액 응고를 억제하는 상충되는 작용을 함으로써 심장 기능에 부정적인 영향을 미칠 수 있습니다. 그러므로 특히 흡연자는 비타민 E 보충제의 장기간 사용에 주의해야 합니다.

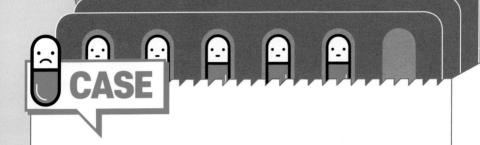

CASE

30대 후반의 남성 환자가 경추통으로 내원했습니다. 그는 10년간 하루에 한 갑의 담배를 피운 흡연력이 있으나 다른 특별한 병력은 없었습니다. 환자는 만성 피로와 눈의 피로를 호소하며, 지난 1년간 루테인과 지아잔틴 복합물을 포함하는 눈 영양제, 종합 비타민제, 오메가-3 지방산을 복용하고 있습니다.

과연 이러한 영양제들이 이 환자분에게 도움이 될까요?

　환자가 복용 중인 눈 영양제에는 루테인, 지아잔틴, 그리고 다양한 비타민이 포함되어 있어, 현재 복용 중인 종합 비타민제와 성분이 중복될 수 있습니다. 이러한 중복은 과다 복용으로 이어질 수 있으므로, 성분을 확인하는 것이 중요합니다. 특히, 비타민 A, 비타민 B_6, 비타민 B_{12}는 흡연자가 장기간 복용할 경우 폐암 발병률을 높일 수 있으며, 비타민 E는 심혈관계 위험을 증가시킬 수 있습니다. 루테인의 경우에도 장기 복용 시 폐암 발병 위험을 높일 수 있습니다. 따라서 영양제 복용 시 과도한 섭취를 피하고, 개인의 상황에 맞게 적절한 복용 기간을 고려하는 것이 중요합니다.

Q&A

Q1 베타카로틴은 흡연자가 장기간 섭취하는 것이 바람직하지 않다고 알려져 있는데, 얼마나 오래 섭취하는 것이 좋지 않은지 궁금합니다.

흡연자의 경우 베타카로틴을 장기간 섭취하는 것은 권장되지 않습니다만, 구체적으로 어느 정도 기간이 적절한지에 대한 가이드라인이 확립되어 있지는 않습니다. 대부분의 연구들은 3년에서 10년 이상의 장기 투약에 대한 결과를 다루고 있으며, 짧은 기간 동안의 사용이 암 발생을 유발한다는 직접적인 증거는 없습니다. 그러나 흡연자의 경우 특별한 안과적 상황이 아닌 경우, 이러한 영양소는 식품을 통해 섭취하는 것이 더 권장됩니다. 베타카로틴은 주로 주황색, 노란색, 녹색 식품에서 자연적으로 발견되는 색소입니다. 베타카로틴이 풍부한 식품으로는 당근, 시금치, 케일, 브로콜리, 호박 등이 있습니다.

Q2 흡연자에게 특별히 추천할 만한 영양제가 있나요?

흡연자는 증가된 산화적 스트레스에 더 많이 노출되기 때문에, 비타민 C와 같은 수용성 항산화제가 특히 유용할 수 있습니다. 비타민 C는 산화적 스트레스를 줄이고 세포를 보호하는 데 중요한 역할을 합니다. 지용성 항산화제는 과다 섭취 시 체내에 축적될 수 있어 부작용이 발생할 위험이 더 높은 반면, 수용성 항산화제인 비타민 C는 체내에서 쉽게 배출되기 때문에, 부작용의 위험이 상대적으로 낮습니다. 이러한 이유로, 비타민 C는 흡연자에게 안전하고 효과적인 선택이 될 수 있습니다.

흡연자에게는 해가 되는 영양제

흡연자가 눈 건강을 위한 영양제를 복용한다면, 어떤 성분을 복용해야
할까요?

　　EPA (eicosapentaenoic acid)와 DHA (docosahexaenoic
acid)가 포함된 오메가-3 지방산 보충제는 망막의 건강을 지원하
고, 건조한 눈 증상을 완화하며, 황반변성의 위험을 감소시키는 데
도움을 줍니다. 오메가-3 지방산은 염증 감소와 산화적 스트레스
경감에도 유익할 수 있습니다. 이와 더불어, 오메가-3 지방산은 흡
연으로 인한 니코틴 의존도 감소에도 긍정적인 영향을 미칠 수 있
어 흡연자에게 눈 건강을 위한 영양제로 추천할 수 있습니다. 다만,
항응고제, 항혈소판제, 혈압 강하제 등을 복용 중인 경우에는 보충
제 사용 전에 전문가와 상담이 필요합니다.

한번에 정리하기

기능	사용목적	주의사항

비타민 A (Retinol, retinal, retinoic acid)

• 시력기능 • 면역 체계 • 피부 건강 • 유전자 발현 조절	• 눈 건강 • 피부 강화 • 면역력 강화	• 간 질환자 주의 • 흡연자 주의(폐암 발생 가능성) • 과다 섭취 주의(간독성, 뼈 건강, 기형 발생)

베타카로틴(β-Carotene)

• 비타민 A의 전구체 • 항산화 작용	• 눈 건강 • 면역력 강화	• 흡연자 주의(폐암 발생) • 장기 복용 주의(폐암 발생)

루테인(Lutein)

• 황반색소 밀도 유지 • 항산화 및 항염증 작용	• 눈 건강	• 장기 복용 주의(폐암 발생)

비타민 B6 (Pyridoxine)

• 아미노산 및 에너지 대사 • 호모시스테인 대사 • 신경전달물질 생성 • 적혈구 생성	• 심혈관계 건강 증진 • 말초신경병증 • 입덧 완화	• 흡연자 주의(폐암 발생) • 과다 섭취 주의(신경손상)

비타민 B12 (Cyanocobalamin)

• 엽산대사 • 적혈구 생성 • 신경계 보호 및 기능 유지 • DNA 합성 • 에너지 대사	• 빈혈 예방 • 신경 및 심혈관계 건강 증진	• 흡연자 주의(폐암 발생)

비타민 E (Tocopherol)

• 항산화 작용 • 항응고 작용	• 심혈관계 건강 증진 • 면역력 강화 • 피부 건강	• 흡연자 주의(심혈관계 질환 위험 증가) • 항응고제 복용 시 주의 • 에스트로겐 의존성 질환 시 주의 • 과다 섭취 주의(출혈 위험 증가)

비타민 A는 암을 예방하는 기능이 있음에도 불구하고, 어떻게 암 유발에 관여할 수 있을까요?

비타민 A는 항암 특성을 가지고 있습니다. 이는 레티노산(retinoic acid)과 같은 활성 대사체가 세포의 증식을 억제하고 세포 사멸을 유도하여 암 성장을 억제하기 때문입니다. 예를 들어, ATRA (all-trans retinoic acid)는 급성 골수성 백혈병(acute myeloid leukemia, AML) 치료에 사용되며 핵산 대사를 조절합니다. 그러나 문제는 비타민 A의 과다 섭취가 암 발생 위험을 증가시킬 수 있다는 점입니다. 특히, 흡연자에게는 비타민 A의 과도한 섭취가 폐암 위험을 더욱 증가시킨다는 일부 연구가 보고된 바 있습니다.

이렇게 비타민 A가 항암 활성과 동시에 암 증식을 유발할 수 있는 상반된 결과는 레티노산(retinoic acid, RA)이 다양한 유전적 신호 경로에 동시에

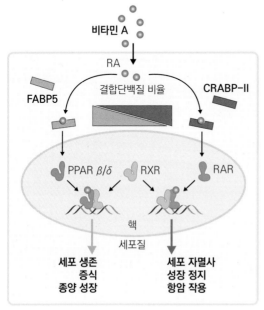

비타민 A는 세포 내부로 흡수되어 레티노산(RA)으로 대사됩니다. RA는 지방산 결합 단백질인 CRABP-II 또는 FABP5에 의해 운반됩니다. 이 비율에 따라서, 세포 사멸 혹은 종양 성장이라는 상반된 결과를 초래합니다.

RA, retinoic acid; CRABP-II, cellular retinoic acid binding protein II; FABP5, fatty acid binding protein 5; RXR, retinoid X receptor; RAR, retinoic acid receptor; PPARβ/δ, peroxisome proliferator-activated receptor Beta/Delta.

독이 되는 영양제

작용하기 때문입니다. 레티노산은 DNA 전사 과정에서 중요한 역할을 하는 두 가지 수용체, 레티노산 수용체(RAR)와 PPARβ/δ 수용체(Peroxisome Proliferator-Activated Receptor Beta/Delta)에 결합할 수 있습니다. RAR과의 결합은 세포 사멸을 촉진하는 반면, PPARβ/δ와의 결합은 세포 증식을 촉진합니다. 이러한 기전으로 인해 레티노산은 세포의 생존과 사멸, 즉 암의 억제와 촉진이라는 상반된 효과를 발휘할 수 있습니다.

비타민 A를 이용한 의약품으로는 어떤 것들이 있을까요?

여드름 치료제인 이소트레티노인(isotretinoin, INN, 13-cis-retinoic acid)은 비타민 A의 합성 유도체 레티노이드입니다. 이는 주로 심한 여드름 치료에 사용되며, 피지선의 크기를 줄이고 피지 분비를 감소시켜 여드름 형성을 방지합니다. 또한, 이소트레티노인은 피지선 세포의 분화를 억제하여 피지 분비를 줄이고, 여드름 형성과 관련된 염증을 억제하며 피부 세포의 정상적인 형성을 촉진하는 효과가 있습니다.

그러나 이소트레티노인은 비타민 A 유도체로서 기형 유발 가능성이 높기 때문에 임부나 임신 가능성이 있는 여성에게는 사용이 금기입니다. 또한, 이 약물은 간 기능에 영향을 줄 수 있으므로 간수치 상승에 주의해야 합니다.

참고문헌

1. Brasky TM, White E, Chen C-L. Long-term, supplemental, one-carbon metabolism–related vitamin B use in relation to lung cancer risk in the vitamins and Lifestyle (VITAL) cohort. J Clin Oncol. 2017;35(30):3440–8.

2. Goodman GE, Thornquist MD, Balmes J, Cullen MR, Meyskens FL Jr, Omenn GS, et al. The Beta-Carotene and Retinol Efficacy Trial: incidence of lung cancer and cardiovascular disease mortality during 6-year follow-up after stopping beta-carotene and retinol supplements. J Natl Cancer Inst. 2004;96(23):1743–50.

3. Hemilä H. Vitamin E and Mortality in Male Smokers of the ATBC Study: Implications for Nutritional Recommendations. Front Nutr. 2020;7:36.

4. Michalik L, Wahli W. Guiding ligands to nuclear receptors. Cell. 2007;129(4):649–51.

5. Miller ER 3rd, Pastor-Barriuso R, Dalal D, Riemersma RA, Appel LJ, Guallar E. Meta-analysis: high-dosage vitamin E supplementation may increase all-cause mortality. Ann Intern Med. 2005;142(1):37–46.

6. Omenn GS, Goodman G, Thornquist M, Grizzle J, Rosenstock L, Barnhart S, et al. The beta-carotene and retinol efficacy trial (CARET) for chemoprevention of lung cancer in high risk populations: smokers and asbestos-exposed workers. Cancer Res. 1994;54(7 Suppl):2038s–43s.

7. Omenn GS, Goodman GE, Thornquist MD, Balmes J, Cullen MR, Glass A, et al. Risk factors for lung cancer and for intervention effects in CARET, the Beta-Carotene and Retinol Efficacy Trial. J Natl Cancer Inst. 1996;88(21):1550–9.

8. Satia JA, Littman A, Slatore CG, Galanko JA, White E. Long-term use of beta-carotene, retinol, lycopene, and lutein supplements and lung cancer risk: results from the vitamins And Lifestyle (VITAL) study. Am J Epidemiol. 2009;169(7):815-28.

9. Stephen P Fortmann et al., Vitamin, Mineral, and Multivitamin Supplements for the Primary Prevention of Cardiovascular Disease and Cancer: A Systematic Evidence Review for the U.S. Preventive Services Task Force, Rockville (MD): Agency for Healthcare Research and Quality (US); 2013 Nov. Report No.: 14-05199-EF-1.

10. Virtamo J, Taylor PR, Kontto J, Männistö S, Utriainen M, Weinstein SJ, et al. Effects of α-tocopherol and β-carotene supplementation on cancer incidence and mortality: 18-year postintervention follow-up of the Alpha-tocopherol, Beta-carotene Cancer Prevention Study: Effects of α-tocopherol and β-carotene on cancer incidence. Int J Cancer. 2014;135(1):178–85.

11. Zaparoli JX, Sugawara EK, de Souza AAL, Tufik S, Galduróz JCF. Omega-3 levels and nicotine dependence: A cross-sectional study and clinical trial. Eur Addict Res. 2016;22(3):153–62.

심혈관계 질환에
주의해야 하는 영양제

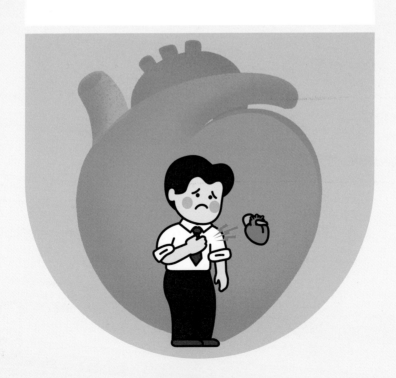

심혈관계 질환에 주의해야 하는 영양제

- ✳ **칼슘**(Calcium, Ca)
- ✳ **오메가-3 지방산**(Omega-3 fatty acids)
- ✳ **비타민 E** (Tocopherol)
- ✳ **홍삼**(Red ginseng)
- ✳ **비타민 B3** (Niacin)
- ✳ **아미노산 제제 및 기타**

관상동맥질환 및 뇌졸중과 같은 심혈관계 질환은 세계적으로 높은 사망률을 기록하는 주요 질환 중 하나입니다. 심장과 혈관은 우리 몸 전체로 산소와 영양소를 운반하는 핵심적인 기능을 수행하므로 심혈관계 건강 관리는 매우 중요합니다.

특히, 당뇨병과 이상지질혈증은 심혈관계 질환의 주요 위험 요인으로 지속적으로 높은 혈당은 혈관 손상, 혈액응고 증가, 혈관 염증 증가를 야기할 수 있으며, 혈중 지질 불균형은 동맥경화와 같은 질환을 유발할 위험이 있습니다. 이에 많은 분들이 심혈관계 건강 관리를 위해 노력하고, 때로는 이를 위해 영양제를 복용하기도 합니다. 그러나 이러한 보충제들은 적절한 상황에서, 적절한 용량을 복용했을 때에는 효과를 기대할 수 있으나, 잘못된 사용은 오히려 부작용을 일으킬 수 있습니다. 예를 들어, 어떤 사람에게는 혈중 지질 개선에 도움이 되는 영양제가, 다른 사람에게는 오히려 반대의 효과를 나타낼 수 있습니다. 따라서 심혈관 건강을 위한 영양제를 선택할 때 개인의 건강 상태에 대한 고려가 필요합니다.

뇌혈관 및 관상동맥질환에 위험한 영양제

칼슘 보충제는 골다공증 예방을 위해 흔히 사용되지만, 과도한 섭취는 심혈관계 질환의 위험을 증가시킬 수 있습니다. 과도한 칼슘 섭취는 혈관에 침착되어 동맥의 석회화를 유발할 수 있으며, 이는 동맥경화와 같은 심혈관 문제로 이어질 가능성이 있습니다. 칼슘 보충제의 장기간 사용은 뇌혈관 질환 및 관상동맥 질환의 위험을 증가시킬 수 있습니다.

 당뇨 및 고지혈증에 주의가 필요한 영양제

항염증 효과가 있는 오메가-3 지방산은 일반적으로 인슐린 저항성 개선에 도움이 될 수 있지만, 당뇨 환자에게는 혈당 조절에 부정적인 영향을 미칠 수 있습니다. 고용량의 오메가-3 지방산 보조제 복용 시 혈당 상승이 보고되었으며, 오메가-3 지방산은 중성지방(triglycerides, TG)을 낮추는 데는 도움이 되지만, 저밀도 지단백(low-density lipoprotein, LDL) 콜레스테롤 수치가 높은 경우 혈중 지질 수준을 불안정하게 만들 수 있습니다.

에너지 대사에 필수적인 비타민 B_3도 당뇨 환자에게 부정적인 영향을 끼칠 수 있습니다. 고용량 니코틴산 복용은 당뇨병 진단 및 공복 혈당 증가와 관련이 있습니다. BCAA 아미노산(branched-chain amino acids)은 피로 회복에 도움이 될 수 있지만, 인슐린 저항성을 증가시킬 수 있어 당뇨나 대사 증후군 환자에게 적합하지 않을 수 있습니다.

 기타 잠재적 위험이나 출혈을 일으킬 수 있는 영양제

오메가-3 지방산은 혈액을 묽게 만들어 혈전 형성을 방지하는 항응고 효과가 있어, 고용량으로 섭취할 경우 출혈 위험이 커질 수 있습니다. 특히 항응고제를 복용 중인 경우, 오메가-3 지방산 사용에 주의가 필요합니다. 고용량의 비타민 E와 홍삼 역시 항응고제를 복용 중이거나 심혈관계 질환이 있는 환자에게 출혈 위험을 증가시킬 수 있어 주의가 필요합니다. 또한, L-카르니틴, 콜린, 레시틴은 혈전 형성 기전과 관련하여 간접적으로 심혈관 질환 위험을 높일 수 있습니다.

⊖ 칼슘(Calcium, Ca)

칼슘은 골격 구조를 유지하고, 신경과 근육의 수축, 혈액 응고 및 신체의 다양한 반응에 필요한 필수 무기질입니다. 식이를 통한 칼슘 섭취가 부족하면 골다공증뿐 아니라, 혈관 수축과 이완의 문제로 고혈압, 뇌졸중 및 심혈관계 질환의 발병 위험이 높아질 수 있습니다. 특히 한국에서는 칼슘 결핍을 예방하고, 골밀도가 낮은 성인과 폐경 이후의 여성이 골다공증 예방을 위해 칼슘 보충제를 자주 사용합니다.

그러나 칼슘 보충제 섭취는 뇌혈관 질환의 위험을 15%, 관상동맥 질환의 위험을 16% 증가시킬 수 있다고 합니다. 하루 500 mg 이상의 칼슘 보충제 섭취는 심근경색 위험을 27~31% 증가시키고, 뇌졸중 위험을 12~20% 증가시킬 수 있습니다. 칼슘 보충제는 식이 칼슘과 달리 혈중 칼슘 농도에 급격한 변화를 일으킬 수 있으며, 이는 심장 박동, 혈관 석회화, 신장 결석, 혈관 세포 기능, 혈액 응고에 영향을 미칠 수 있습니다.

칼슘 보충제의 상한섭취량은 고칼슘혈증을 고려하여 설정되었으나, 이보다 낮은 용량에서도 장기적으로 심혈관계 질환의 위험을 높일 수 있다는 점은 중

칼슘(Calcium)	
☑ **기능**	(가) 뼈와 치아 형성에 필요
	(나) 신경과 근육 기능 유지에 필요
	(다) 정상적인 혈액응고에 필요
	(라) 골다공증 발생 위험 감소에 도움을 줌
☑ **일일 섭취량**	210~800 mg
☑ **상한 섭취량**	성인 2,000~2,500 mg
☑ **사용목적**	골다공증, 칼슘 결핍 예방, 월경전증후군
☑ **주의**	소화기 장애(소화불량, 변비, 위산 분비 촉진)
	신장 결석 위험, 만성신장질환자 주의
	장기 복용 및 고용량 사용 주의(고칼슘혈증, 심혈관계 질환)

요한 의미를 가집니다. 따라서 최근의 연구 결과를 바탕으로, 골다공증 예방을 위한 칼슘 보충제 사용 시 신중을 기하는 것이 권장되고 있습니다. 특히 심혈관계 질환의 위험 요소가 있는 경우에는 더욱 주의가 필요합니다.

⊙ 오메가-3 지방산(Omega-3 fatty acids)

오메가-3 지방산은 다중불포화지방산(polyunsaturated fatty acids, PUFA)의 하나로 탄소 사슬의 마지막 탄소에서 세 번째 위치한 탄소에 이중결합이 있는 불포화 지방산입니다. EPA (eicosapentaenoic acid), DHA (docosahexaenoic acid), 그리고 그 전구체인 ALA (α-linolenic acid)로 구성되며, ALA는 섭취 시 약 10%만이 EPA와 DHA로 전환됩니다. 오메가-3는 항염증 작용을 가지고, 중성지방(triglycerides, TG)을 낮추고 혈관을 확

EPA 및 DHA 함유 유지

☑ **기능**	(가) 혈중 중성지질 개선·혈행 개선
	(나) 기억력 개선
	(다) 건조한 눈을 개선하여 눈건강에 도움을 줄 수 있음
	(라) 항염증 작용
	(마) 항혈전 작용
☑ **일일 섭취량**	(가) EPA+DHA 0.5~2 g
	(나) EPA+DHA 0.9~2 g
	(다) EPA+DHA 0.6~2.24 g
☑ **상한 섭취량**	(−), FDA에서는 3 mg 이하로 권장
☑ **사용목적**	심혈관계 건강 증진, 정신 건강 개선, 만성 염증성 질환, 눈 건강
☑ **주의**	소화기 장애(오심, 설사, 복통), 피부 이상 반응,
	의약품(항응고제, 항혈소판제, NSAIDs 계열 소염진통제 등)
	복용 시 주의

• FDA, Food and Drug Administration; NSAIDs, nonsteroidal anti-inflammatory drugs.

오메가-3 지방산 추천 대상

추천: TG가 높은 경우
비추천: LDL 콜레스테롤이 높은 경우(DHA), 항응고제 및 소염진통제(NSAIDs) 복용
중인 경우, 간 질환이 있는 경우
모니터링이 필요한 경우: 당뇨

- TG, triglycerides; LDL, low-density lipoprotein; DHA, docosahexaenoic acid; NSAIDs, nonsteroidal anti-inflammatory drugs.

장시켜 심혈관 건강을 개선한다고 알려져 있습니다. 또한 오메가-3 지방산은 기억력을 개선하고, 눈 건강 개선에 도움을 준다고 알려져 있습니다.

하지만, TG 수치는 정상이지만 저밀도 지단백(low-density lipoprotein, LDL) 콜레스테롤 수치가 높은 경우, 고용량의 오메가-3 지방산이 LDL 콜레스테롤 수치를 높일 수 있습니다. 하루 2~4 g의 고용량의 오메가-3 지방산 보조제의 섭취는 TG와 초저밀도 지단백(very low-density lipoprotein, VLDL) 콜레스테롤을 낮출 수 있지만, LDL 콜레스테롤을 상승시키기도 합니다. 특히 DHA는 TG가 높은 환자에서 LDL 콜레스테롤을 증가시킵니다. 오메가-3 지방산이 혈당에 미치는 영향에 대해서는 아직 명확한 결론이 도출되지 않았지만, 고용량의 오메가-3 지방산 보충은 혈당을 높인다는 보고가 있어, 혈당이 잘 조절되지 않는다면, 오메가-3 지방산 복용 여부를 확인할 필요가 있습니다. 또한 오메가-3 지방산은 혈소판 활성인자를 억제하여 항혈전 작용을 갖지만, 출혈 위험이 있는 사람들에게는 출혈 위험을 높일 수 있습니다. 항응고제, 항혈소판제, 비스테로이드성 소염진통제(nonsteroidal anti-inflammatory drugs, NSAIDs), 일부 혈압강하제 등의 약물을 복용 중인 경우 오메가-3 지방산 복용 시 출혈 위험이 높아질 수 있습니다. 또한 혈액응고 시간이 연장될 수 있는 간염이나 간경화 환자들의 경우에도 오메가-3 지방산 복용 시 응고시간이 길어질 수 있어 주의가 필요합니다. 이러한 이유로, 오메가-3 지방산의 복용 여부는 개인의 상태에 따라 결정하는 것이 바람직합니다.

⊜ 비타민 E (Tocopherol)

(비타민 E에 대한 설명은 28페이지 참고)

비타민 E는 지용성 비타민으로 세포막에서 주요 항산화제로 작용하며 항염증 및 항응고 효과가 있습니다. 그러나 하루 800 mg 이상의 복용은 비타민 K의 흡수를 방해하고 항혈소판 작용과 관련된 출혈을 유발할 수 있습니다. 따라서 비타민 E를 복용할 때는 상한섭취량을 지켜서 복용하는 것이 중요하고, 특히 항응고제를 복용하거나, 뇌출혈 등 출혈과 관련된 병력이 있는 경우에는 비타민 E 복용이 오히려 해로울 수 있습니다.

⊜ 홍삼(Red ginseng)

(홍삼에 대한 설명은 101페이지 참고)

홍삼은 수삼(panax ginseng)을 증기나 다른 방법으로 쪄서 말린 것으로, 면역력 증진, 피로 개선, 혈소판 응집 억제를 통한 혈액 흐름 개선, 기억력 향상, 항산화 효과 및 갱년기 여성 건강에 도움을 줄 수 있다고 알려져 있습니다. 많은 사람들이 이러한 이유로 홍삼을 섭취하고 있습니다. 그러나 홍삼은 체질에 맞지 않는 경우 혈류량을 증가시켜, 두통, 가슴 두근거림, 혈압 상승 및 불면과 같은 부작용을 유발할 수 있습니다. 특히 홍삼의 사포닌 Rg2 성분은 혈액 응고를 지연시킬 수 있으므로, 항혈소판제나 항응고제를 복용 중인 사람들은 특히 주의가 필요합니다. 또한, 홍삼은 혈압을 높이거나 혈당 조절에 영향을 줄 수 있어 고혈압이나 당뇨병 환자에게도 주의가 요구됩니다. 이처럼 홍삼 복용은 개인의 건강 상태, 체질, 복용 중인 약물 등에 따라 신중하게 결정해야 합니다.

니아신 (니코틴산 Nicotinic acid, 니코틴아미드 Nicotinamide)

- ☑ **기능**　　　(가) 체내 에너지 생성에 필요
　　　　　　　　(나) 지방산 합성 및 스테로이드 합성에 관여
- ☑ **일일 섭취량**　니코틴산의 경우 4.5~23 mg,
　　　　　　　　니코틴산아미드의 경우 4.5~670 mg
- ☑ **상한 섭취량**　니코틴산의 경우 성인 35 mg,
　　　　　　　　니코틴아미드의 경우 성인 1,000 mg
- ☑ **사용목적**　　고지혈증, 여드름을 포함한 피부질환
- ☑ **주의**　　　　소화기 장애(소화불량, 오심, 구토), 피부 홍조,
　　　　　　　　두통 및 어지러움, 통풍환자 주의, 고용량 사용 주의(간독성 및
　　　　　　　　혈당에 영향을 미칠 수 있음)

비타민 B₃ (Niacin)

비타민 B_3는 수용성 비타민 중 하나로, 에너지 생성 및 대사에 필수적입니다. 비타민 B_3는 두 가지 형태로 니코틴산(nicotinic acid)과 니코틴아미드(nicotinamide)가 있으며, 일반적으로 니아신(niacin)은 니코틴산으로 지칭되는 경우가 많습니다. 이들은 모두 NAD (nicotinamide adenine dinucleotide)와 NADP (nicotinamide adenine dinucleotide phosphate)의 전구체로서, 공통적으로 세포의 에너지 생산과 신진대사에 중요한 역할을 합니다.

　니코틴산과 니코틴아미드는 체내에서 서로 변환될 수 있으나, 화학 구조와 생리적 기능에서 차이가 있습니다. 니코틴산은 콜레스테롤과 중성지방 수준을 조절하는 데 도움을 줍니다. 특히 LDL 콜레스테롤 수준을 낮추고 고밀도 지단백질(high-density lipoprotein, HDL) 콜레스테롤 수준을 높이는 데 효과적이나, 고용량 섭취 시 혈관 확장으로 인한 피부 홍조, 가려움, 두통이 발생하고, 소화 불량, 간기능 장애 등의 부작용이 발생할 수 있습니다. 니코틴아미드는 니코틴산의 아마이드 형태로, 콜레스테롤 수치에 미치는 영향은 적지

만 피부 홍조와 같은 부작용이 거의 없어 더 안전하게 사용될 수 있습니다. 니코틴아미드는 여드름, 기미, 아토피성 피부염, 주사비 등 피부 건강, DNA 복구, 신경계와 관련된 역할을 하며, 항염증 및 노화 방지 효과를 보인 연구도 있습니다.

니코틴산은 지질 조절을 위한 약리적 목적으로 하루 1~3 g 고농도로 사용되는 경우가 있습니다. 고농도의 니코닌산은 LDL을 감소시키고 HDL을 상승시키는 효과가 있지만, 혈당 조절에 영향을 미칠 수 있습니다. 니코틴산 2 g 투여는 대조군과 비교해 LDL 콜레스테롤을 감소시키고 HDL 콜레스테롤을 상승시키는 효과를 보였음에도 불구하고, 주요 심혈관계 질환을 감소시키지 못했고, 부작용으로 당뇨 진단 및 혈당 조절 문제를 보고했습니다. 그 밖에 하루 1,500 mg의 니코틴산 복용 역시 혈중 지질 개선에는 긍정적인 영향을 주었으나, 공복 혈당을 유의미하게 증가시켰습니다. 니코틴아미드의 경우에도 2 g 복용은 인슐린 민감도를 23.6% 감소시켰습니다. 이와 같이 니아신의 경우 혈당 조절에 부정적 영향을 줄 수 있어 당뇨병 환자들의 경우 주의가 필요할 것으로 생각됩니다. 니아신은 지방 조직에서의 지방 분해를 억제하고 지방을 합성하여 인슐린 저항성 악화에 영향을 미치는 것으로 해석됩니다. 따라서 심혈관계 질환 예방을 위한 니아신 사용은 권장되지 않습니다. 이는 니아신이 심혈관 질환 예방에 있어서의 효과를 입증하지 못했으며, 고용량에서 나타나는 지질 개선 효과에도 불구하고, 같은 용량에서 혈당 조절 문제와 간독성 등의 부작용이 발생할 수 있기 때문입니다.

그 밖에 니아신을 복용할 때 나타나는 부작용으로 두통과 어지러움, 홍조 반응이 포함될 수 있습니다. 이는 주로 니코틴산이 혈관을 확장시키는 효과 때문에 발생합니다. 니코틴산은 혈관을 확장시키는 데 도움을 줄 수 있는데, 이로 인해 두통이나 어지러움으로 이어질 수 있습니다. 그러나 모든 사람이 니아신을 복용할 때 이러한 증상을 경험하는 것은 아니며, 이러한 반응은 용량 의존적이라기보다는 개별적 차이에 따라 다르므로 적은 용량으로도 증상이 발생할 수 있어 니아신 영양제를 복용하며 이러한 증상이 나타난다면 중단을 고려하는 것이 좋습니다.

❺ 아미노산 제제 및 기타

BCAA (branched-chain amino acids; valine, leucine, isoleucine) 아 미노산 보충은 운동 선수의 단백 동화 경로를 촉진하고, 근육 소모성 장애의 악액질을 완화하며 운동 중 피로를 약화시킵니다. 그러나 인슐린 저항성을 증가시킬 수 있습니다.

L-카르니틴(L-carnitine)은 주로 체내에서 지방산을 미토콘드리아로 이동시켜 지방산 대사에 관여하여, 체지방 감소에 도움을 줄 수 있고, 신체 활동 향상, 피로 개선, 운동 능력 향상에 도움이 됩니다. 콜린(choline)은 지방의 구조적 성분을 구성하며, 간 기능, 정상적인 뇌 발달, 신경 기능, 근육 기능, 에너지 수준 지원, 신진대사를 위해 필요합니다. 레시틴(lecithin)은 세포막을 구성하는 성분 중 하나로 지방대사를 촉진하는 효과가 있어 혈중 콜레스테롤 농도를 감소시킬 수 있고, 해독, 다이어트와 두뇌 건강에 도움을 주는 것으로 알려져 있습니다. 그러나 L-카르니틴, 콜린, 레시틴은 장내 미생물에 의해 트리메틸 아민 N-옥사이드(trimethylamine oxide, TMAO)로 전환되면 혈전 형성을 촉진하여 심혈관계 질환의 발병과 관련이 깊어진다는 보고가 있습니다.

혈당 조절에 어려움을 겪는 60대 여성 환자분이 내원하셨습니다. 당뇨 외에 별다른 병력이 없고 최근까지 식단 조절과 당뇨약 복용을 통해 혈당 관리를 잘해 왔음에도 불구하고, 갑자기 혈당 조절에 문제가 생겼다고 합니다.

무엇이 문제일까요?

최근 추가로 복용하기 시작한 오메가-3 지방산 섭취가 혈당을 상승시킨 것으로 생각됩니다. 환자분은 그동안 당뇨약을 복용하며 혈당을 잘 관리해 오셨지만, 오메가-3 지방산 보충제를 시작한 후 혈당이 높아졌습니다. 오메가-3 지방산은 인슐린 저항성을 개선할 수 있으나, 일부 사람들에게 혈당을 증가시킬 수 있습니다. 환자분은 보충제 섭취를 중단한 후에 혈당이 다시 정상화되었습니다.

Q&A

Q1 심혈관계 질환으로 아스피린을 복용하고 있는데 홍삼을 같이 복용해도 되나요?

아스피린은 혈전 형성을 방지하는 약물로, 혈소판의 기능을 억제해 혈액 응고를 늦추는 효과가 있습니다. 이는 심혈관 질환 환자에게 심근경색이나 뇌졸중과 같은 합병증의 위험 감소에 도움이 됩니다. 홍삼은 혈액 순환 개선 및 면역력 증진에 도움을 주는 다양한 활성 성분을 함유하고 있으나, 이 중 일부 성분은 혈액 응고 과정을 지연시킬 수 있습니다. 따라서 아스피린과 홍삼을 함께 복용할 경우, 두 제품 모두 혈액 응고 억제 효과가 있어 출혈 위험이 증가할 수 있습니다. 따라서 아스피린과 홍삼의 병용은 일반적으로 권장되지 않습니다.

Q2 왜 수술 전이나 치과 치료 전에 오메가-3 지방산 복용을 중단하라고 할까요?

오메가-3 지방산은 항응고 효과를 가지고 있어, 혈소판 기능을 억제하고 혈액 응고를 방지하는 데 도움을 줄 수 있습니다. 이는 일상적으로 혈전 형성이나 혈관 질환의 위험을 줄이는 데 유익하지만, 수술이나 치과 치료와 같이 출혈이 발생할 가능성이 있는 상황에서는 출혈 시간을 연장할 수 있습니다. 일반적인 일일 권장섭취량 내의 용량에서 오메가-3 지방산이 출혈 위험을 크게 증가시키지는 않지만, 병원의 지침을 따르는 것이 바람직합니다. 대부분의 경우, 수술이나 중요한 치과 치료 전에는 최소 7일 동안 오메가-3 지방산

보충제 복용을 중단하도록 권장되며, 이는 오메가-3 지방산의 항응
고 효과를 감소시키고 정상적인 혈액 응고 능력이 회복되는 데 필요
한 시간을 고려한 조치입니다.

한번에 정리하기

기능	사용목적	주의사항

칼슘(Calcium, Ca)

• 뼈와 치아 형성 • 신경과 근육 기능 • 혈액응고	• 골다공증 예방 • 칼슘 결핍 방지 • 월경전증후군	• 소화기 장애(속쓰림, 변비) • 신장결석 위험 • 신장 질환자 주의 • 장기 복용 및 과다 섭취 주의 (고칼슘혈증, 심혈관계 질환 유발)

오메가-3 지방산(Omega-3 fatty acids)

• 혈중 중성지질 및 혈행 개선 • 항염증 작용 • 항혈전 작용	• 심혈관계 건강 증진 • 정신 건강 개선 • 만성 염증성 질환 • 눈 건강	• 소화기 장애(오심, 설사) • LDL 상승 가능성 • 당뇨환자 혈당 모니터링 필요 • 항응고제 복용 시 주의

비타민 E (Tocopherol)

• 항산화 작용 • 항응고 작용	• 심혈관계 건강 증진 • 면역력 강화 • 피부 건강	• 흡연자 주의(심혈관계 질환 위험 증가) • 항응고제 복용 시 주의 • 에스트로겐 의존성 질환 시 주의 • 과다 섭취 주의(출혈 위험 증가)

홍삼(Red ginseng)

• 면역력 증진 • 혈소판 응집 억제	• 피로 개선 • 갱년기 건강 지원	• 혈압상승, 두통, 출혈 유발 가능성 • 심혈관계 질환자 주의 • 항응고제 복용 시 주의 • 에스트로겐 의존성 질환 시 주의

비타민 B3 (Niacin)

• 에너지 생성 • 지방산 합성	• 고지혈증 • 여드름 및 기타 피부 질환	• 소화기 장애(소화불량, 오심) • 홍조, 두통 및 어지러움 • 통풍 환자 주의 • 과다 섭취 주의(간독성, 혈당 상승)

독이 되는 영양제

니아신이 체중 감량에 도움을 줄 수 있을까요, 아니면 오히려 부정적인 영향을 미칠까요?

니아신은 에너지 대사에 핵심적인 역할을 하는 비타민으로 지방, 단백질, 탄수화물의 대사 과정에 중요한 역할을 합니다. 이 때문에 일부 사람들은 니아신이 체중 감량에 긍정적인 효과를 보여줄 수 있다고 생각합니다.

현재까지 니아신 섭취가 체중과 체성분에 미치는 영향에 대한 연구는 부족하지만, 일부 연구에서는 긍정적인 결과가 보고되었습니다. 하루에 1,500 mg의 니아신을 보충하면 아디포넥틴 수준이 56% 증가한다는 결과가 있었으며, 또 다른 연구에서는 니아신이 지방간 환자의 염증성 사이토카인 분비를 감소시킨다는 결과를 보여주었습니다. 이러한 결과는 직접적이지는 않지만 비만에 긍정적인 영향을 미칠 것으로 기대됩니다.

그러나 니아신을 투여한 환자들에서 대사 증후군이 개선되지 않았으며, 고용량의 니아신은 식욕을 증가시키고 체지방 합성을 촉진할 수 있습니다. 니아신은 지방세포에서 지방산의 방출을 억제하고 간에서 지단백질의 합성을 저하시켜 혈중 지질 수준을 낮출 수 있지만, 장기적으로는 지방세포에 지방이 축적될 수 있습니다. 니아신의 이러한 지방 축적 효과는 특히 다른 비타민 B군과 함께 복용할 때 더욱 두드러질 수 있습니다. 이러한 지방 축적은 인슐린 저항성과 혈당 조절 장애를 유발할 수 있으며, 이는 체중 증가로 이어질 가능성이 있습니다.

니아신이 체중에 미치는 영향은 개인마다 다를 수 있고, 니아신의 복용량

💊 **아디포넥틴(Adiponectin)이란?**

아디포넥틴(adiponectin)은 주로 지방세포에서 분비되는 호르몬으로 인슐린 민감도를 개선하고 염증 반응을 억제하는 역할을 하며, 이는 비만인 사람들에게서 종종 낮은 수준으로 관찰됩니다.

및 복용 기간에 따라 다를 수 있습니다. 다만, 니아신이 포함된 영양제를 복용한 후 식욕이 증가하거나 혈당 조절에 문제가 생겼다면, 이것이 체중 증가로 이어질 수 있다는 점을 염두에 둘 필요가 있습니다.

1. AIM-HIGH Investigators, Boden WE, Probstfield JL, Anderson T, Chaitman BR, Desvignes-Nickens P, et al. Niacin in patients with low HDL cholesterol levels receiving intensive statin therapy. N Engl J Med. 2011;365(24):2255–67.

2. Bloomgarden Z. Diabetes and branched - chain amino acids: What is the link?: 糖尿病与支链氨基酸:有什么关联吗? J Diabetes. 2018;10(5):350–2.

3. Bolland MJ, Avenell A, Baron JA, Grey A, MacLennan GS, Gamble GD, et al. Effect of calcium supplements on risk of myocardial infarction and cardiovascular events: meta-analysis. BMJ. 2010;341(jul29 1):c3691.

4. Chhibber-Goel J, Singhal V, Parakh N, Bhargava B, Sharma A. The metabolite trimethylamine-N-oxide is an emergent biomarker of human health. Curr Med Chem. 2017;24(36).

5. Friday KE, Childs MT, Tsunehara CH, Fujimoto WY, Bierman EL, Ensinck JW. Elevated plasma glucose and lowered triglyceride levels from omega-3 fatty acid supplementation in type II diabetes. Diabetes Care. 1989;12(4):276–81.

6. Greenbaum CJ, Kahn SE, Palmer JP. Nicotinamide's effects on glucose metabolism in subjects at risk for IDDM. Diabetes [Internet]. 1996;45(11):1631–4.

7. Hartweg J, Perera R, Montori V, Dinneen S, Neil HAW, Farmer A. Omega-3 polyunsaturated fatty acids (PUFA) for type 2 diabetes mellitus. Cochrane Database Syst Rev. 2008;2009(1):CD003205.

8. Heravi AS, Michos ED. Vitamin D and Calcium Supplements: Helpful, Harmful, or Neutral for Cardiovascular Risk? Methodist Debakey Cardiovasc J. 2019;15(3):207-13.

9. Hole ek M. Side effects of amino acid supplements. Physiol Res. 2022;71(1):29–45.

10. HPS2-THRIVE Collaborative Group, Landray MJ, Haynes R, Hopewell JC, Parish S, Aung T, et al. Effects of extended-release niacin with laropiprant in high-risk patients. N Engl J Med. 2014;371(3):203–12.

11. Khan SU, Lone AN, Khan MS, Virani SS, Blumenthal RS, Nasir K, et al. Effect of omega-3 fatty acids on cardiovascular outcomes: A systematic review and meta-analysis. EClinicalMedicine. 2021;38(100997):100997.

12. Krüger-Genge A, Jung F, Hufert F, Jung E-M, Küpper J-H, Storsberg J. Effects of gut microbial metabolite trimethylamine N-oxide (TMAO) on platelets and endothelial cells. Clin Hemorheol Microcirc. 2020;76(2):309–16.

13. Mancuso C, Santangelo R. Panax ginseng and Panax quinquefolius: From pharmacology to toxicology. Food Chem Toxicol. 2017;107(Pt A):362–72.

14. MentalHealthDaily [Internet]. Niacin & Weight Loss or Gain? How Vitamin B3 Affects Body Weight. Available from: https://mentalhealthdaily.com/2016/08/11/niacin-weight-loss-or-gain-

how-vitamin-b3-affects-body-weight/.

15. Mostad IL, Bjerve KS, Bjorgaas MR, Lydersen S, Grill V. Effects of n-3 fatty acids in subjects with type 2 diabetes: reduction of insulin sensitivity and time-dependent alteration from carbohydrate to fat oxidation. Am J Clin Nutr. 2006;84(3):540–50.

16. Myung S-K, Kim H-B, Lee Y-J, Choi Y-J, Oh S-W. Calcium supplements and risk of cardiovascular disease: A meta-analysis of clinical trials. Nutrients. 2021;13(2):368.

17. Narla R, Peck SB, Qiu KM. FPIN's Clinical Inquiries. Fish oil for treatment of dyslipidemia. Am Fam Physician. 2014;89(4):288, 290.

18. Reid IR, Bolland MJ, Avenell A, Grey A. Cardiovascular effects of calcium supplementation. Osteoporos Int. 2011;22(6):1649–58.

19. Rindone JP, Achacoso S. Effect of low-dose niacin on glucose control in patients with non-insulin-dependent diabetes mellitus and hyperlipidemia. Am J Ther. 1996;3(9):637–9.

20. Ronis MJJ, Pedersen KB, Watt J. Adverse effects of nutraceuticals and dietary supplements. Annu Rev Pharmacol Toxicol. 2018;58:583–601.

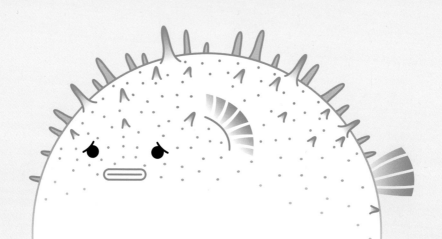

소화기계 질환에
피해야 하는 영양제

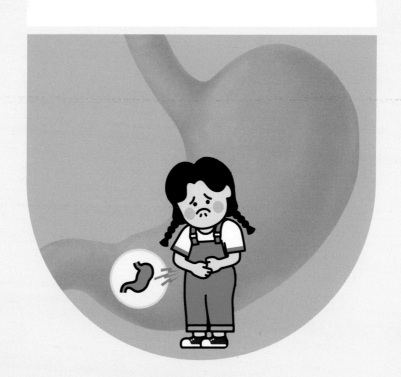

소화기계 질환에 피해야 하는 영양제

❋	**소화 효소제**(Digestive enzyme)

❋	**철분**(Iron, Fe)

❋	**칼슘**(Calcium, Ca)

❋	**마그네슘**(Magnesium, Mg)

❋	**비타민 C** (Ascorbic acid)

소화기계 문제는 누구나 흔히 경험하는 건강 문제로, 많은 사람들이 이로 인해 병원을 찾습니다. 특히 우리나라와 같이 맵고 짠 음식, 그리고 과도한 음주문화가 있는 곳에서는 위장 질환의 발병률이 더욱 높을 수 있습니다. 소화 과정은 위산의 산도, 위장관의 운동성, 평활근의 긴장도와 같은 다양한 요소에 의해 영향을 받으며, 이러한 과정들은 외부의 자극에 의해 쉽게 영향을 받습니다. 특히 경구로 섭취되는 영양제는 소화기계를 직접적으로 통과하면서 위장관에 영향을 미칩니다. 영양제는 위산의 산도를 변화시키거나, 위장관 점막에 자극을 주고, 소화 효소의 활동에 영향을 줄 수 있습니다. 이러한 직접적인 작용으로 때때로 소화불량, 가스, 복통, 설사 또는 변비와 같은 소화기계 증상을 유발할 수 있습니다. 따라서 영양제의 성분과 소화기계에 미치는 영향을 잘 이해하고 섭취하는 것이 중요합니다.

소화성 궤양 혹은 위염에 피해야 하는 소화 효소제

효소제, 특히 아밀라아제, 프로테아제, 리파아제가 포함된 제품들은 소화를 촉진하기 위해 널리 사용됩니다. 이러한 효소들은 각각 탄수화물(아밀라아제), 단백질(프로테아제), 지방(리파아제)을 분해하여 소화 과정을 돕습니다. 그러나, 위궤양, 십이지장궤양과 같은 소화성 궤양이나 위염이 있는 경우에는 이러한 효소제 사용은 주의를 요합니다. 일반적으로 소화성 궤양은 위장관 점막이 손상되어 발생하는데, 이런 상태에서 추가적인 소화 효소의 섭취는 점막을 더 자극하고 위산 분비를 증가시켜 증상을 악화시킬 수 있습니다.

 ### 소화기계에 복합적인 영향을 끼치는 미네랄 보충제

철분과 칼슘과 같은 미네랄은 신체에 필수적인 역할을 하여 보충제의 섭취가 필요한 경우도 있지만, 소화기계에는 반대로 부정적인 영향을 미칠 수 있습니다. 철분제는 위점막에 자극을 일으키고, 위산 분비에 영향을 줄 수 있으며, 변비를 일으키기도 합니다. 칼슘 보충제, 특히 탄산칼슘은 장기적으로 위산 분비를 증가시켜 속쓰림을 일으키고 변비를 유발하기도 합니다. 그 밖에 마그네슘 보충제는 설사와 복부경련을 유발할 수 있고 아연 보충제는 오심, 구토, 소화불량 등의 증상을 유발할 수 있습니다. 미네랄 보충제는 소화기계가 민감하거나 기존의 소화기 질환을 가진 사람들에게 주의가 필요합니다.

 ### 산성 자극, 비타민 C

비타민 C는 항산화제로서 면역 체계 지원에 중요한 역할을 합니다. 대부분의 비타민 C 보충제는 아스코르빈산(ascorbic acid)이라는 산성 물질의 형태로 만들어집니다. 이 산성 성질 때문에, 특히 고용량으로 비타민 C를 섭취할 경우, 위장에 자극을 줄 수 있으며, 이로 인해 속쓰림, 복통, 위산 역류 등의 증상을 일으킬 수 있습니다. 따라서 위산 분비 장애가 있는 사람들은 비타민 C 섭취 시 특별한 주의가 필요합니다.

❺ 소화 효소제(Digestive enzyme)

소화불량 증상을 완화하기 위해 많은 사람들이 소화 효소제를 보충합니다. 소화 효소의 분비부족은 소화불량, 팽만감, 속쓰림과 같은 소화기계 증상뿐만 아니라 영양결핍, 무기력감, 피로, 체중 저하, 피부 발진과 같은 다양한 문제를 일으킬 수 있습니다.

소화 과정은 고분자 영양소를 저분자 상태로 분해하는 과정으로, 탄수화물을 분해하는 아밀라아제, 단백질을 분해하는 프로테아제, 지방을 분해하는 리파아제, 젖당을 분해하는 락타아제 등의 소화 효소가 필요합니다. 필요시 이러한 효소가 포함된 다양한 영양제를 통해 소화 효소를 보충하여 소화를 도울 수 있습니다.

하지만, 기능성 소화불량 환자에게 유익할 수 있는 소화 효소제는 위염, 위궤양, 십이지장궤양 환자에게는 적합하지 않을 수 있습니다. 소화성 궤양은 위나 십이지장의 점막에 궤양이 형성되는 상태로, 프로테아제와 같은 단백질을 분해하는 효소의 사용은 위산 분비를 촉진하고, 이미 손상된 단백질 구조의 점막에 추가적인 자극을 줄 수 있습니다. 이는 궤양 환자의 증상을 악화시키고 치유 과정에 방해가 됩니다.

담석증 환자의 경우, 특히 리파아제와 같은 소화 효소제의 사용에 주의를 요합니다. 리파아제는 지방을 분해하는 효소로, 담낭에서 담즙 분비를 증가시킬 수 있습니다. 이는 담낭과 담도에 추가적인 부담을 줄 수 있으며, 특히 이미 담석이 존재하는 경우에는 통증을 유발하거나 증상을 악화시킬 수 있습니다. 당뇨 환자의 경우 아밀라아제와 같은 탄수화물 분해 효소제를 복용할 때 주의가 필요합니다. 이러한 효소는 탄수화물을 포도당으로 분해하고 소화 과정을 촉진시켜 혈당 수치 변화를 초래할 수 있습니다.

따라서 소화불량 증상을 겪을 때는 원인을 정확히 파악하는 것이 중요합니다. 내인성 효소 부족으로 진단받은 경우, 소화 효소제가 도움이 될 수 있으나, 같은 증상이라도 증상을 유발하는 원인에 따라 이러한 보충제가 부작용을 일으킬 수 있습니다.

❍ 철분(Iron, Fe)

철분은 헤모글로빈 형성에 필수적인 요소로, 우리 몸의 산소 운반과 에너지 생산 및 면역 세포의 성장과 활성화에 중요한 역할을 합니다. 철분 결핍은 헤모글로빈의 생산 부족으로 이어져 철결핍성 빈혈을 초래할 수 있습니다. 특히 월경, 출산 등으로 인해 철분 소모가 많은 여성들에게 이러한 빈혈이 자주 발생할 수 있으며. 이는 피로감 및 기력저하, 호흡곤란 혹은 숨가쁨, 심계항진, 어지러움 등의 증상을 유발할 수 있습니다. 이 경우 철분의 보충이 필요합니다.

그러나 철분제는 위장관에 자극을 줄 수 있으며, 위산 분비 증가로 인해 위장장애, 복통, 오심, 속쓰림 등의 부작용을 일으킬 수 있습니다. 또한 위와 장에서 수분을 흡수해 대변을 단단하게 만들어 변비를 유발할 수 있습니다. 하루 45 mg 이상의 고용량 철분 보충제 복용은 이러한 증상이 흔히 일어날 수 있고, 하루 130 mg 이상 복용 시에는 위염, 위장 출혈, 위장관 궤양 등과 같은 더 심각한 위장관 부작용이 발생할 수 있습니다.

철분제를 복용하며 소화기계 부작용이 나타난다면, 복용량을 조절하거나, 식후에 섭취하는 등 복용 방법을 조정하는 것이 좋습니다. 또한 철분 흡수에 영향을 미치는 요인들, 예를 들어 채식 위주의 식단, 커피나 차와 같은 철분 흡수 방해 식품, 위장관 pH를 변화시킬 수 있는 제산제와 같은 약물 복용, 위궤

철분(Iron, Fe)

☑ **기능**	(가) 체내 산소 운반과 혈액 생성에 필요
	(나) 에너지 생성에 필요
☑ **일일 섭취량**	3.6~15 mg
☑ **상한 섭취량**	성인 45 mg
☑ **사용목적**	철결핍성 빈혈
☑ **주의**	소화기 장애(소화불량, 속쓰림, 변비),
	6세 이하는 특히 과량 섭취 하지 않도록 주의

양이나 위염과 같은 위장 질환도 함께 고려해야 합니다.

단순한 피로감 개선을 위해 무분별하게 철분제를 복용하는 것은 권장되지 않습니다. 과도한 철분 섭취는 산화적 스트레스를 유발하고 성장, 신경 발달, 면역 체계에 해로운 영향을 줄 수 있습니다. 과잉 철분은 간, 심장에 축적되어 간부전, 심부전, 부정맥 등의 질환을 유발할 수 있으며, 편두통, 고혈압, 공격적 행동과 같은 증상을 초래할 가능성도 있습니다. 또한, 철분 흡수에 영향을 미치는 다른 영양소와의 상호작용을 무시하고 철분만 과도하게 섭취하면 영양 불균형이 발생할 수 있습니다.

❺ 칼슘(Calcium, Ca)

(칼슘에 대한 설명은 42페이지 참고)

칼슘은 뼈 건강, 신경전달, 혈액 순환을 지원하는 중요한 미네랄로, 유제품 섭취가 부족한 한국인, 특히 에스트로겐 수치가 감소하여 뼈의 밀도가 저하되는 폐경 후 여성에서 더욱 칼슘 결핍이 우려됩니다. 칼슘 보충제의 공급원으로는 탄산칼슘, 구연산칼슘 등이 있습니다. 탄산칼슘은 가장 높은 칼슘 함량을 가지고 있지만, 소화기 관련 부작용도 흔히 보고됩니다. 칼슘제는 위장 불편감, 복통, 팽만감을 유발할 수 있으며, 특히 장 운동을 느리게 하고 장내에서 수분을 흡수하여 대변을 건조하게 만들어 변비를 유발할 수 있습니다.

단기적으로 칼슘제, 특히 탄산칼슘은 알칼리성 성질을 지녀 위산을 중화시키는 데 도움이 됩니다. 탄산칼슘은 제산제로 사용되기도 하며, 위산과 반응하여 칼슘염으로 변환되면서 위산의 pH를 상승시키는 효과가 있습니다. 그러나 장기적으로 칼슘제를 복용할 경우, 위가 보상적으로 더 많은 산을 생성하는 '산 리바운드' 현상을 유발할 수 있습니다. 이 현상은 위산 증가와 속쓰림을 악화시킬 수 있으며, 특히 수개월 이상 지속적으로 칼슘제를 복용했을 때 더욱 두드러질 수 있습니다. 따라서, 소화기 질환을 가진 사람이나 산 분비 장애가 있는 사람은 칼슘 보충제 섭취 시 신중을 기해야 합니다. 또한 칼슘제 복용 중 변비나 속쓰림이 문제가 될 경우, 수분과 식이섬유 섭취를 늘려보거나 성분이 다른 칼슘제로 전환하는 것을 고려해 볼 수 있습니다. 예를 들어, 탄산칼슘 대신 구연산칼슘을 사용하면 부작용 가능성이 줄어들 수 있습니다. 구연산칼슘은 위산과의 반응이 더 약해 위장관에 미치는 영향이 적고, 변비 발생 빈도도 낮은 편입니다.

❺ 마그네슘(Magnesium, Mg)

마그네슘은 골격 형성, 효소 반응, 신경 및 근육 활동 전위 유지에 중요한 역할을 하는 미네랄입니다. 이는 GABA (gamma-aminobutyric acid) 활동을 촉진하고 아세틸콜린의 분비를 감소시키는 방식으로 신경계를 안정시키는 것으로 알려져 있습니다. 마그네슘은 불면증 완화, 근육 경련 해소에 효과적이며, 칼슘과 경쟁하여 혈관을 이완시킴으로써 고혈압을 완화하고, 편두통 예방에 도움이 될 수 있습니다. 이러한 다양한 건강상의 혜택으로 인해 마그네슘은 특히 스트레스와 긴장이 많은 사람들에게 필수적인 영양제로 간주됩니다.

마그네슘(Mg)

☑ **기능**	(가) 에너지 이용에 필요
	(나) 신경과 근육 기능 유지에 필요
	(다) 골격과 치아를 구성
	(라) 부갑상선호르몬의 조절작용
	(마) 단백질 소화효소인 특정 펩다아제(peptidase)를 활성화
☑ **일일 섭취량**	94.5~250 mg
☑ **상한 섭취량**	성인 350 mg
☑ **사용목적**	심혈관계 건강 증진, 고혈압, 편두통, 스트레스 완화, 피로 개선, 월경전증후군
☑ **주의**	소화기 장애(소화불량, 복통, 설사), 심장 및 신장 질환자 주의

그러나 마그네슘은 삼투성 작용으로 인해, 장에서 수분을 끌어들여 설사나 복부 경련을 유발할 수 있습니다. 이는 특히 과민성 대장 증후군이나 다른 소화 장애가 있는 경우에 더욱 문제가 될 수 있습니다. 성인 기준으로 여성은 하루 280 mg, 남성은 350 mg 이상의 마그네슘을 섭취할 경우 이러한 증상이 나타날 수 있습니다. 이에 대응하여 마그네슘 영양제 복용 시 용량에 주의하고, 부작용이 나타나면 용량을 줄이거나, 일반적으로 많이 사용되는 산화마그네슘 또는 시트레이트 형태에서 설사 부작용이 덜한 구연산 마그네슘 또는 염화 마그네슘으로 형태를 전환해 볼 수 있습니다.

마그네슘은 또한 의약품으로도 활용됩니다. 마그네슘 하이드록사이드[$Mg(OH)_2$]는 제산제로, 산화마그네슘(MgO)은 변비 치료에 사용됩니다. 이러한 의약품 형태의 마그네슘은 특정 치료 목적에 따라 상한 섭취량을 초과하여 사용될 수 있으나, 일상적인 식품이나 건강기능식품으로 섭취하는 경우 상한 섭취량을 넘지 않는 것이 중요합니다. 초과 섭취는 소화기 부작용뿐 아니라 전해질 불균형, 혈압 변화, 심장 문제를 일으킬 수 있습니다. 특히 신장 기능 장애가 있는 사람은 마그네슘 보충제 사용에 주의해야 합니다. 신장 기능 저하로 전해질 배출 능력이 감소하여 마그네슘의 과잉 축적이 우려되기 때문입니다.

앞서 철분, 칼슘, 마그네슘과 같은 미네랄 보충제가 소화기계에 미칠 수 있는 부정적인 영향을 살펴보았습니다. 그 외 **아연(Zinc, Zn)** 보충제는 면역 체계 강화, 상처 치유 촉진, 감각 유지 등의 다양한 건강 효과를 위해 사용되며, 세포 분열 및 단백질 생성에 필수적이고 정상적인 성장과 발달에 중요합니다. 하지만 아연 보충제 역시 과도한 섭취는 소화기계에 부정적인 영향을 미칠 수 있습니다. 성인의 경우 하루 아연 섭취 상한선은 대략 40 mg으로, 이를 초과할 경우 오심, 구토, 복통, 설사 등의 부작용이 발생할 수 있습니다. 대부분의 사람들에게는 권장량 내에서 소화기계 부작용을 일으키지 않으나, 개인의 민감도에 따라 증상을 경험할 수 있습니다.

(아연에 대한 설명은 185페이지 참고)

⊜ 비타민 C (Ascorbic acid)

비타민 C는 인체 내에서 필수적인 역할을 수행하는 수용성 비타민으로 콜라겐 합성을 도와 결합조직을 형성하고 기능을 유지하며, 철분의 흡수에 필수적입니다. 또한, 강력한 항산화제로서 유해산소로부터 세포를 보호하고, 카르니틴 생합성을 지원하여 에너지 생성에 기여하며, L-티로신 대사와 카테콜아민의 생합성을 통해 신경전달물질을 합성하여 정신 건강을 돕습니다.

대부분의 비타민 C 제품은 아스코르빈산 형태로 제공되는데, 이는 산성이 강해 위장에 자극을 줄 수 있습니다. 공복에 아스코르빈산 형태의 비타민 C를 복용할 경우 위 점막에 자극을 주어 속쓰림과 같은 증상을 유발할 수 있습니다. 또한, 고용량의 비타민 C 복용은 대장에서 삼투압을 유발해 수분을 끌어들여 복통이나 설사와 같은 소화기 문제를 일으킬 수 있습니다. 위산 분비 장애가 있는 경우에는 비타민 C 보충제의 섭취를 제한하고, 소화기 문제가 발생한다면 복용량을 조절하는 것이 좋습니다. 이를 위해 복용량을 줄이거나, 하루 동안 여러 번에 나누어 복용하거나, 식사와 함께 섭취하는 것이 도움이 될

비타민 C (Ascorbic acid)

☑ **기능**	(가) 결합조직 형성과 기능유지에 필요
	(나) 철분의 흡수에 필요
	(다) 항산화 작용을 하여 유해산소로부터 세포를 보호하는 데 필요
	(라) 카르니틴 생합성
	(마) L-티로신대사와 카테콜아민 생합성
☑ **일일 섭취량**	30~1,000 mg
☑ **상한 섭취량**	성인 2,000 mg
☑ **사용목적**	감염 회복, 면역력 강화, 상처 치유, 피부 건강, 피로 개선, 빈혈 예방, 심혈관계 건강 증진
☑ **주의**	소화기 장애(속쓰림, 설사), 신장결석 주의

수 있습니다.

산도가 낮은 무기질 아스코르베이트 형태의 비타민 C, 예를 들어 소듐 아스코르베이트나 칼슘 아스코르베이트는 위장 자극을 줄일 수 있지만, 이들과 함께 흡수되는 소듐이나 칼슘과 같은 무기질의 양도 고려해야 합니다. 이는 고혈압이나 신장 질환과 같은 특정 건강 상태에 부정적인 영향을 미칠 수 있으므로 주의가 필요합니다.

(비타민 C의 신장결석 부작용에 대해서는 141페이지 참고)

골다공증을 예방하기 위한 목적으로 최근 칼슘제 복용을 하며 속쓰림을 호소하는 환자분이 있습니다. 한 달 전 시행한 위 내시경 검사에서는 이상소견이 없다고 합니다.

무엇이 문제일까요?

   칼슘 보충제, 특히 탄산칼슘이 포함된 제품은 위장 장애, 속쓰림 또는 역류성 식도염과 같은 문제를 일으킬 수 있습니다. 탄산칼슘은 비교적 저렴하고 칼슘 함량이 높아 보충제로 인기가 있지만, 이러한 위장 장애로 인해 일부 사람들은 지속적인 복용을 어려워합니다. 탄산칼슘은 장기적으로 위산의 과다 분비를 유발하여 속쓰림, 역류성 식도염의 증상을 악화시킬 수 있기 때문입니다.

   이와 같은 문제를 해결하기 위해, 복용량을 줄이거나 식사와 함께 섭취하는 방법 등을 시도해 볼 수 있습니다. 또한, 구연산칼슘과 같이 위장관에 부작용이 덜한 다른 형태의 칼슘 보충제로 전환하는 것도 고려해 볼 수 있습니다. 만약 보충제의 부작용이 이익보다 클 경우, 전문가와 상담 후 보충제 사용을 중단하고, 우유, 치즈, 요구르트, 시금치, 브로콜리와 같은 칼슘 함량이 높은 식품 섭취를 늘리는 것을 고려하는 것이 좋습니다.

Q&A

Q1 영양제를 먹기만 해도 소화가 되지 않습니다. 소화기 부작용이 없는 성분도 소화불량을 유발할 수 있나요?

영양제가 소화불량을 일으킨 주된 이유 중 하나는 부형제나 보관 상태 때문일 수 있습니다. 예를 들어, 알약이나 캡슐을 제조할 때 종종 사용되는 스테아르산마그네슘은 윤활제로서 알약이나 캡슐에 첨가되는데, 이는 위장관에서 영양제의 용해 속도를 늦출 수 있어 소화불량을 유발할 수 있습니다. 또한, 락토오스는 충진제로 사용되는데, 유당 불내증을 가진 사람들에게 소화불량, 가스 형성 등을 일으킬 수 있습니다. 오메가-3 지방산 보충제의 경우, 산패될 경우 냄새나 맛이 변하며 소화 문제를 유발할 수 있어, 신선도와 보관 상태에 특별한 주의가 필요합니다. 따라서 소화에 민감한 경우, 제품 라벨에서 성분 목록을 확인하고, 제품 선택 및 보관 방법 등에 유의해 주세요.

Q2 소화효소의 부족 외에 우리가 겪는 소화불량의 원인에는 어떤 것들이 있을까요?

소화효소 부족 외에도 역류성 질환, 위장관 운동성 장애, 장내 가스 문제, 담즙 분비 저하 등이 소화 불량을 유발할 수 있습니다.

역류성 질환, 즉 위식도역류질환(gastroesophageal reflux disease, GERD)은 위의 내용물이 식도로 역류하면서 속쓰림, 가슴 통증, 복부 불편감, 만성 기침 등의 증상을 유발하는 질환입니다. 이는 하부 식도 괄약근의 약화, 비만, 흡연 등에 의해 발생하며,

위산 분비를 억제하는 약물 사용, 체중 감량, 식후 누워 있지 않기 등의 생활 습관 교정을 통해 치료할 수 있습니다.

위장관 운동성 장애는 음식물의 정상적인 소화와 이동이 방해받아 복통, 팽만감, 소화 불량, 구토, 체중 감소, 변비 또는 설사 등의 증상을 유발하는 것입니다. 이는 위장관의 근육 활동이나 신경계 조절 문제에서 발생하며, 식습관 조절, 스트레스 관리, 위장관 운동성 개선 약물을 통해 증상 완화에 중점을 둡니다.

장내 가스 문제로 인한 소화불량은 복부 팽만감, 복통 등을 유발할 수 있으며, 장내 미생물 균총의 변화, 유해균 증가, 공기 삼킴 등에 의해 발생합니다. 프로바이오틱스 사용, 완하제 사용, 식습관 조절, 천천히 음식 씹기 등의 생활 습관 개선이 도움이 됩니다.

그 밖에 담즙 부족이나 담즙 배설 장애가 발생하면 지방과 지용성 비타민의 소화 및 흡수가 어려워져 소화 불량, 복통, 팽만감, 지방변 등의 증상이 나타날 수 있습니다. 또한, H. pylori에 의한 위장관 감염, 당뇨, 갑상선 질환, 만성 췌장염 등 만성 질환들이 소화불량을 유발할 수 있습니다. 그 외 진통제, 항생제 등 일부 약물의 사용은 복통, 변비 또는 설사, 메스꺼움, 구토, 복부 불편감 등을 유발할 수 있습니다.

한번에 정리하기

기능	사용목적	주의사항
소화 효소제(Digestive enzyme)		
• 고분자 영양소를 저분자 상태로 분해	• 소화불량 증상 완화	• 위염 및 소화성 궤양 시 주의
철분(Iron, Fe)		
• 산소운반, 혈액생성 • 에너지 생성	• 철결핍성 빈혈	• 소화기 장애(속쓰림, 변비) • 과다 섭취 주의(간독성)
칼슘(Calcium, Ca)		
• 뼈와 치아 형성 • 신경과 근육 기능 • 혈액응고	• 골다공증 예방 • 칼슘 결핍 방지 • 월경전증후군	• 소화기 장애(속쓰림, 변비) • 신장결석 위험 • 신장 질환자 주의 • 장기 복용 및 과다 섭취 주의 (고칼슘혈증, 심혈관계 질환 유발)
마그네슘(Magnesium, Mg)		
• 에너지 이용 • 신경과 근육 기능 • 골격 구성	• 심혈관계 건강 증진 • 고혈압, 편두통 • 스트레스 및 피로감 완화 • 월경전증후군	• 소화기 장애(복통, 설사) • 심장 및 신장 질환자 주의
비타민 C (Ascoribic acid)		
• 결합조직 형성 • 항산화 작용	• 기관지염, 면역력 강화 • 심혈관계 건강 증진 • 상처 회복	• 과다 섭취 주의(속쓰림, 신장 결석)

내성을 유발하는 변비약

변비는 대장의 연동 운동 저하로 원활한 배변이 어려운 상태로, 주당 배변 횟수가 2회 미만이거나 변이 딱딱하고 배변 시 출혈이 있을 때 변비약 사용을 고려할 수 있습니다. 그러나 일부 변비약을 자주 사용하거나 체중 감량 목적으로 남용하면 내성이 생길 수 있습니다. 특히 일부 건강기능식품에 변비약 성분이 포함되어 있는 경우가 있어 주의가 필요합니다.

변비약의 종류

팽창성 완화제: 장내에서 수분을 흡수해 변의 부피를 늘리고 대장 연동 운동을 자극(차전자피 등)

삼투성 완화제: 삼투 작용으로 장내 수분 유지하여 대변 부드럽게 유지(락툴로오스, 마그네슘 화합물 등)

자극성 완화제: 대장벽을 화학적으로 자극하여 배변 촉진(비사코딜, 센나 등)

팽창성과 삼투성 완화제는 일반적으로 안전하게 사용할 수 있으나, 많은 사람들이 자극성 완화제의 잠재적 위험성을 과소평가하고 이를 너무 쉽게 사용하는 경향이 있습니다. 자극성 완화제는 장기적으로 사용할 경우 내성 발달이나 대장 기능 저하 같은 심각한 부작용을 초래할 수 있습니다. 또한, 전해질 불균형, 대장 점막의 검은 침착, 장관 신경 손상 등의 위험도 있을 수 있습니다. 이러한 약물은 단기적인 사용이 권장되며, 주로 1주일 이내의 사용으로 제한되어야 합니다. 따라서 지속적인 변비 증상을 겪고 있다면, 단순히 증상을 완화시키는 것이 아니라 근본적인 원인을 찾아 적절한 치료를 받는 것이 중요합니다.

소화기계 질환에 피해야 하는 영양제

1. 최형옥. 소화기계 질환의 약물요법. J. Kor. Soc. Health-Syst. Pharm. 1994;11(2):130-3.

2. Aggett PJ. Iron. In: Marriott BP, Birt DF, Stallings VA, Yates AA, editors. Present Knowledge in Nutrition. 11th ed. Cambridge, MA: Elsevier; 2020. pp.375-92.

3. Chang TP-Y, Rangan C. Iron poisoning: A literature-based review of epidemiology, diagnosis, and management. Pediatr Emerg Care. 2011;27(10):978-85.

4. Fine KD, Santa Ana CA, Fordtran JS. Diagnosis of magnesium-induced diarrhea. N Engl J Med. 1991;324(15):1012-7.

5. Hade JE, Spiro HM. Calcium and acid rebound: a reappraisal. J Clin Gastroenterol. 1992;15(1):37-44.

6. Ironology Health Solutions. "Can You Stomach It? The Vicious Cycle of Anemia and Iron Supplements." [cited 2023]. Available from: https://ironology.life/blogs/news/can-you-stomach-it-the-vicious-cycle-of-anemia-and-iron-supplements.

7. Livestrong.com. "Iron Supplements and Stomach Irritation." [cited 2023]. Available from: https://www.livestrong.com/article/295236-iron-supplements-and-stomach-irritation.

8. Livestrong.com. Iron Supplements and Stomach Irritation. [cited 2023]. Available from: https://www.livestrong.com/article/295236-iron-supplements-and-stomach-irritation.

9. McMillen SA, Dean R, Dihardja E, Ji P, Lönnerdal B. Benefits and risks of early life iron supplementation. Nutrients. 2022;14(20):4380.

10. Motwani K, Rubin J, Yfantis H, Willard M. Iron pill induced gastritis causing severe anemia. Clin J Gastroenterol. 2020;13(5):732-5.

11. National Institutes of Health Office of Dietary Supplements. "Magnesium: Fact Sheet for Health Professionals." [cited 2023]. Available from: https://ods.od.nih.gov/factsheets/Magnesium-HealthProfessional.

12. Performance Lab. Does Calcium Cause Constipation? [cited 2023] Available from: https://www.performancelab.com/blogs/multi/does-calcium-cause-constipation.

13. Trumbo P, Yates AA, Schlicker S, Poos M. Dietary reference intakes: vitamin A, vitamin K, arsenic, boron, chromium, copper, iodine, iron, manganese, molybdenum, nickel, silicon, vanadium, and zinc. J Am Diet Assoc. 2001;101(3):294-301.

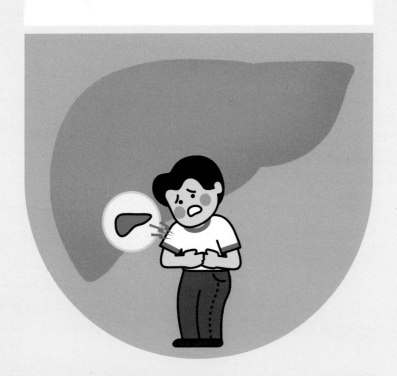

간담도 질환에
주의해야 하는 영양제

간담도 질환에 주의해야 하는 영양제

- ❋ **비타민 A** (Retinol, retinal, retinoic acid)
- ❋ **비타민 B3** (Niacin)
- ❋ **철분**(Iron, Fe)
- ❋ **공액리놀레산**(Conjugated linoleic acid, CLA)
- ❋ **글루코사민**(Glucosamine)
- ❋ **센나**(Senna)
- ❋ **노니**(Noni)
- ❋ **쏘팔메토**(Saw palmetto)
- ❋ **녹차 추출물**(Green tea extract)
- ❋ **성 요한초**(St. John's Wort)

간은 외부에서 들어오는 유해 물질들을 처리하는 해독 기능을 담당합니다. 또한, 간은 단백질 합성, 혈액 응고 인자의 생성, 그리고 포도당 및 지방의 대사 등 다양한 생리적 과정에 관여합니다. 따라서 간 기능에 이상이 발생하면 해독 과정이 원활하게 이루어지지 않아 몸에 독소가 쌓이고, 이는 다양한 건강 문제를 유발할 수 있습니다. 많은 사람들이 건강을 위해 영양제와 보충제를 섭취하지만, 이러한 제품들이 간에 부담을 줄 수 있습니다. 이는 영양제와 보충제가 간에서 대사되고 처리되기 때문입니다. 지방간과 같은 간 질환을 앓고 있거나 알코올을 즐겨 섭취하는 경우, 또는 기존에 복용하고 있는 약물이 있다면 더욱 특별한 주의가 필요합니다. 간 질환은 간의 해독 기능이 저하된 상태이며, 알코올이나 약물 또한 간에서 대사되기 때문입니다. 다음은 간담도 문제를 일으킬 수 있는 영양제들입니다.

간독성을 일으키는 비타민과 미네랄

비타민 A, 니아신(비타민 B₃), 그리고 철분은 간에서 대사되며, 과다 복용 시 간독성을 유발할 수 있습니다. 비타민 A를 과다 섭취하면 간 효소 수치 상승, 간염, 문맥 고혈압 등을 일으킬 수 있으며, 특히 알코올을 즐겨 섭취하거나, 기존에 간 질환이 있는 사람에게 위험할 수 있습니다. 니아신을 과다 복용할 경우 혈당 조절 문제, 급성 간염 등이 발생할 수 있습니다. 철분을 과다 섭취하면 간 손상과 간 섬유화가 증가할 수 있으며, 이는 어린이에게 특히 위험할 수 있습니다.

 ## 지방간을 일으키는 지방 대사 영양제

오메가-6 지방산과 공액리놀레산(conjugated linoleic acid, CLA)은 과도한 섭취 시 간과 담즙 시스템에 부정적인 영향을 미칠 수 있습니다. 특히, 오메가-6 지방산을 과다하게 섭취하면 염증 반응이 증가할 수 있습니다. 또한, CLA를 고용량으로 복용하면 지방간 및 인슐린 저항성을 유발할 가능성이 있습니다. 이러한 영양소들의 섭취량 관리는 간 건강을 유지하는 데 중요합니다.

 ## 천연 보조제의 숨겨진 위험

천연 보조제라고 해서 반드시 안전한 것은 아닙니다. 예를 들어, 글루코사민은 간 질환을 가진 사람이나 B형 간염 바이러스 보균자에게 간 손상의 위험을 증가시킬 수 있습니다. 센나를 장기간 사용하거나 과량 복용할 경우 급성 또는 아급성 간 손상을 유발할 수 있으며, 노니는 일부 사례에서 급성 간염이나 간 부전이 보고되었습니다. 쏘팔메토는 경우에 따라 급성 췌장염이나 담즙 정체성 간염을 일으킬 가능성이 있습니다. 또한, 녹차 추출물을 과도하게 섭취하면 간 손상을 초래할 수 있으며, 세인트 존스 워트는 다른 약물과의 상호작용으로 간 손상을 악화시킬 수 있습니다.

⊜ 비타민 A (Retinol, retinal, retinoic acid)

(비타민 A에 대한 설명은 21페이지 참고)

비타민 A는 로돕신 생성에 필수적인 지용성 비타민으로, 시력 유지 —특히 야간 시력— 및 면역 기능 강화에 중요한 역할을 합니다. 하지만, 비타민 A는 간에서 저장되고 대사되며, 과다 복용 시 간 효소 상승, 담즙 정체성 간염, 문맥 고혈압, 간 섬유화 및 간경화 등을 일으킬 수 있습니다. 일반적으로, 하루 50,000 IU 미만의 표준 용량에서는 간 독성이 발생하지 않지만, 이는 개인의 건강 상태와 간 기능에 따라 달라질 수 있습니다. 특히, 지방간을 포함한 기존의 간 병력이 있거나 다른 약물을 복용 중인 경우, 또는 알코올을 섭취하는 경우에는 상한 섭취량 이하에서도 비타민 A로 인한 간 독성이 유발될 수 있습니다.

비타민 A에 의한 간독성은 간 섬유화와 간경화 과정에서 레티노이드의 용량 의존적으로 나타납니다. 비타민 A가 체내에서 과도하게 흡수될 경우, 간성상세포(hepatic stellate cells)와 근섬유아세포(myofibroblasts)가 콜라겐을 생산하고 콜라게나제 활동을 억제하며, 포털 정맥을 수축시켜 혈압을 상승시킵니다. 알코올과 병용투여 시 이 과정이 더욱 활성화되므로, 알코올 소비자나 간 질환 환자는 비타민 A 섭취에 더욱 주의를 기울여야 합니다.

⊜ 비타민 B₃ (Niacin)

(니아신에 대한 설명은 46페이지 참고)

니아신, 즉 비타민 B₃는 수용성 비타민으로서 주로 간에서 대사되며, 에너지 대사와 혈중 지질 개선에 중요한 역할을 합니다. 그러나 최근 연구에 따르면, 스타틴 치료와 함께 니아신을 사용하는 것이 고지혈증 개선에 추가적인 유의미한 효과를 제공하지 않는 것으로 나타났습니다. 더욱이, 니아신의 과다 섭취는 홍조, 소화 장애, 혈당 조절 문제를 유발할 수 있으며, 독성의 위험이 있습니다.

니아신은 간에서 대사되어 지방산의 혈류 방출을 억제하고 지질 합성을 증가시키는 역할을 하며, 이는 혈중 지질 수준을 낮추는 데 도움이 됩니다. 하지만, 이 과정은 간 세포 내에 지방이 축적되어 간염이나 간 손상을 유발할 수 있는 위험이 있습니다. 최근에는 에너지 음료와 같은 식음료 제품을 통한 고용량의 니아신 섭취로 급성 간염 사례가 보고된 바 있습니다. 이러한 사례들은 식음료 제품에 비타민이 복합적으로 혼합되어 있어 소비자가 의도하지 않게 고용량의 영양소를 섭취할 수 있음을 보여줍니다. 따라서 이로 인해 발생할 수 있는 부작용에 대한 주의가 필요합니다. 특히 아세트아미노펜(acetaminophen), 아미오다론(amiodarone), 이소니아지드(isoniazid), 메토트렉세이트(methotrexate)와 같은 약물을 복용하거나 알코올을 섭취하는 경우, 니아신의 부작용에 더욱 취약할 수 있으므로 이러한 상황에서는 특별한 주의가 요구됩니다.

* Acetaminophen (진통해열제), Amiodarone (항부정맥제), Isoniazid (결핵치료제), Methotrexate (백혈병치료제)

◉ 철분(Iron, Fe)

(철분에 대한 설명은 63페이지 참고)

철분은 헤모글로빈의 구성 요소로서 산소 운반에 필수적인 미네랄입니다. 그러나 과다한 철분 섭취는 체내에 축적되어 간, 심장, 췌장 등 주요 장기에 손상을 줄 수 있습니다. 간은 철분의 주된 저장소로서, 철분 과부하로 인해 손상을 입기 쉽습니다. 특히 유전적 취약성이 있는 경우에는 과색소침착증(hemochromatosis)과 같은 철분 축적 질환의 위험이 증가할 수 있습니다.

과도한 철분은 자유 라디칼을 생성하여 세포 및 조직에 손상을 주고, 간 세포에 과부하를 주어 간 섬유화 및 간경화를 촉진할 수 있습니다. 간경화는 간의 구조적 및 기능적 변화를 동반하는 비가역적인 상태입니다. 철분은 다른 약물과 함께 복용될 때 간에 추가적인 부담을 줄 수 있으며, 간에서 대사되는 약물을 복용 중인 경우 간독성 위험이 증가할 수 있습니다.

어린이의 일반적인 철분 권장 섭취량은 하루 6 mg입니다. 그러나 여러 보충제에 포함된 철분이 중복되거나 고함량의 성인용 보충제를 섭취하는 경우 철분 중독이 발생할 수 있습니다. 1999년부터 2001년 사이에 미국 독극물 통제 센터에 보고된 철분 중독 사례는 10,852건이며, 이 중 60%는 6세 미만 어린이에서 발생했습니다. 철분 독성은 진단이 지연될 경우 어린이에게 치명적일 수 있습니다. 또한, 만성 간 질환의 경우 간 기능 저하와 적혈구의 과도한 파괴로 인해 체내 철분 축적과 과부하가 쉽게 관찰될 수 있습니다. 철분의 상한 섭취량은 하루 45 mg으로 철분제의 복용량과 복용 기간을 신중히 관리하는 것이 중요합니다.

⊜ 오메가-6 지방산(Omega-6 fatty acids), 공액리놀레산(Conjugated linoleic acid, CLA)

오메가-6 지방산은 필수 다가불포화지방산의 한 종류로 세포막 유지, 염증 반응 조절, 그리고 신경계 및 호르몬 기능 유지에 필수적입니다. 그러나 이들은 아라키돈산으로 전환될 수 있어, 과도한 섭취 시 염증성 화합물이 생성되어 염증 증가, 심혈관 질환 위험 증가, 면역 불균형, 비만 및 지방간과 담석과 같은

공액리놀레산(Conjugated linoleic acid, CLA)

☑ 기능	과체중인 성인의 체지방 감소에 도움을 줄 수 있음	
☑ 일일 섭취량	1.4~4.2 mg	
☑ 상한 섭취량	(−)	
☑ 사용목적	체지방 감소	
☑ 주의	소화기 장애, 심혈관 질환 및 당뇨 환자 주의, 지방간 및 간기능 장애 시 주의, 영·유아, 어린이, 임산부 및 수유부 주의, 식사조절과 운동을 병행하는 것이 체지방 감소에 효과적임	

간담도계 질환을 유발할 수 있습니다. 따라서 총 지방 섭취량의 약 5~10% 이내로 섭취량을 제한하는 것이 권장됩니다. 특히 항염증 기능을 지닌 오메가-3 지방산과의 균형적인 섭취는 매우 중요합니다. 건강한 식습관을 위해서는 오메가-6와 오메가-3 지방산의 섭취 비율을 4:1에서 3:1 사이로 유지하는 것이 이상적입니다. 그러나, 서구식 식단과 가공식품의 확산으로 오메가-6 지방산의 과다 섭취가 문제가 되고 있으며, 염증성 질환, 심장 질환, 비만이 있는 경우 오메가-6 지방산 섭취를 더욱 신중하게 조절해야 합니다. 일반적으로 오메가-6 지방산은 식단을 통해 충분히 섭취되지만, 공액리놀레산(CLA) 및 감마리놀레산(예: 달맞이꽃 종자유)과 같은 특정 오메가-6 지방산 성분은 염증 반응 감소와 지방 대사에 긍정적인 영향을 미칠 수 있어 보충제로 복용하는 경우가 있습니다.

공액리놀레산(CLA)은 체중 감소와 지방 대사 개선에 도움을 줄 수 있는 오메가-6 지방산입니다. CLA는 간에서 LDL 콜레스테롤 처리 능력을 향상시켜 콜레스테롤 수치를 낮출 수 있으며, 지방 산화를 증가시키고 지방 축적을 조절해 체내 지방 감소에 기여할 수 있습니다. 그러나 CLA를 과다 섭취할 경우, 간에 지방이 축적되거나 간 손상, 오메가-3 지방산과의 균형 문제, 소화기 장애, 두통, 혈액 응고 지연, 당뇨병 악화와 같은 부작용이 발생할 수 있습니다. 특히 하루 3,000 mg 이상의 고용량 섭취는 지방간, 인슐린 저항성 증가, 염증 증가 등을 유발할 수 있습니다. 따라서 CLA를 복용할 때는 용량을 주의하고, 심혈관 질환, 당뇨병, 간 기능 장애가 있는 사람들은 CLA 섭취에 특별한 주의가 필요합니다.

⊙ 글루코사민(Glucosamine)

(글루코사민에 대한 설명은 144페이지 참고)

글루코사민은 갑각류의 껍질에서 추출되거나 식물성 원료를 통한 발효 과정을 통해 제조되며, 주로 골관절염 증상 완화에 사용되는 보충제입니다. 그러나 글루코사민이 간에 미치는 영향을 고려해야 하며, 특히 간 기능 장애가 있는 사람 혹은 B형 간염 환자 및 보균자는 글루코사민 복용 시 주의가 필요합니다.

하루 2,000 mg 이상의 고용량 글루코사민 섭취는 약물 유발성 간염을 일으킬 수 있고, 간세포에 대한 대사적 스트레스를 증가시키며 간 내 지방 축적을 촉진하여 간 기능 저하를 유발할 수 있습니다. 또한 실험적 연구에 따르면, 글루코사민은 자가포식성 분해를 억제하고 mTORC1 (mammalian target of rapamycin complex 1) 신호 전달을 차단함으로써 B형 간염 바이러스의 복제를 촉진할 수 있습니다. 이러한 이유로 B형 간염 바이러스 보균자에게는 글루코사민 복용이 간염을 활성화시킬 수 있으므로, 간 기능 장애나 B형 간염이 있는 경우 글루코사민 사용 전에 전문가와 상담하는 것이 필요합니다.

🅢 센나(Senna)

센나는 'Cassia angustifolia'의 잎과 씨앗에서 추출된 자연 성분의 완하제로, 변비 치료에 효과적입니다. 센나에는 센노사이드라는 활성 성분이 포함되어 있어 대장의 운동을 촉진하고 변비를 완화하는 역할을 합니다. 그러나 센나를 고용량으로 장기간 사용할 경우, 급성 세포 용해성 간염, 아급성 담즙 정체성 간염, 급성 간 기능 부전, 문맥 정맥 혈전증과 같은 심각한 간 부작용이 발생할 수 있습니다. 이러한 부작용은 센나의 안트라퀴논 글리코사이드 성분이 간에 과다하게 노출될 때 더욱 가능성이 높아집니다.

일반적인 사용으로는 간독성이 발생하지 않지만, 장기간 사용하거나 과다 복용 시 위험이 증가합니다. 현재까지 부작용을 일으키는 특정 용량에 대한 명확한 지침은 부족한 실정입니다. 또한, 센나는 내성과 의존성을 유발할 수 있으므로 장기간 사용에는 주의가 필요합니다. 간 질환 병력이 있는 사람들은 센나 사용에 특별히 주의해야 합니다.

⊜ 노니(Noni)

노니(*morinda citrifolia*)는 전통적으로 강장제나 면역 체계 강화를 위해 사용되어 왔습니다. 그러나 최근 몇몇 사례에서 노니 섭취 후 급성 간염이나 간부전 사례가 보고된 바 있습니다. 이런 사례들은 과다 섭취 혹은 특정 개인의 민감성 때문일 수도 있지만, 노니 성분으로 인한 간 대사 기능의 과부하로 발생한 간 세포 손상을 배제하기 어렵습니다. 일부 실험 연구에서 노니가 용량 의존적으로 간독성을 유발하지 않고 오히려 간 세포를 보호하는 효과가 있음을 보여준 결과도 있어, 노니의 간독성 위험에 대해서는 아직 명확히 규명되지 않았습니다. 그러나, 간 질환을 앓고 있는 사람들이나 노니 섭취 후 이상 반응을 경험한 사람들은 노니 섭취에 주의를 기울여야 합니다. 또한, 신장 장애가 있는 사람들은 노니가 높은 칼륨 함량을 가지고 있기 때문에 섭취 시 문제가 발생할 수 있으므로 이 역시 주의가 필요합니다.

⊜ 쏘팔메토(Saw palmetto)

쏘팔메토는 *Serenoa repens*라는 소형 야자수의 열매에서 추출되는 천연 보조제로, 주로 전립선 건강 증진과 배뇨 관련 증상의 개선, 전립선 비대증의 증

쏘팔메토(*Serenoa repens* 열매)

☑ **기능**	전립선 건강의 유지에 도움을 줄 수 있음
☑ **일일 섭취량**	로르산(lauric acid)으로서 70~115 mg
☑ **상한 섭취량**	(–)
☑ **사용목적**	전립선비대증, 배뇨촉진
☑ **주의**	성인 남성만 섭취할 것, 소화기 장애(소화불량, 오심, 설사), 수술 전후, 출혈성 질환 및 항응고제 복용 시 주의

상 완화에 사용됩니다. 쏘팔메토와 관련하여 급성 췌장염이나 담즙 정체성 간염과 같은 간담도 문제가 보고된 바 있습니다. 이러한 부작용의 구체적인 기전은 아직 완전히 규명되지 않았지만, 쏘팔메토가 에스트로겐 수용체에 영향을 미쳐 혈액 응고 작용을 강화하고 이로 인해 췌장에 염증 반응을 유발할 수 있다는 가설이 제기되고 있습니다. 이는 특정 개인의 반응에 국한되거나 쏘팔메토의 잠재적 간독성과 관련될 수 있으며, 모든 사용자에게 일반화될 수 있는 결과는 아닙니다. 그럼에도 불구하고 간담도 질환 병력이 있는 경우, 특정 약물과의 상호작용이 우려되는 경우, 혈액 응고 장애나 관련 질환을 가진 경우에는 특별한 주의가 필요합니다.

🍵 녹차 추출물(Green tea extract)

녹차 추출물은 폴리페놀, 특히 EGCG (epigallocatechin gallate)가 풍부해 항산화 효과, 체중 감소, 지질 수치 개선 등의 다양한 건강상 이점을 제공합니다. 또한, 녹차는 혈소판 응집을 방지해 심혈관계 보호에 도움을 줍니다. 그러나, 고함량 EGCG를 함유한 녹차 추출물 섭취가 간 손상을 일으킬 수 있다는 사례가 보고되었으며, 이는 대부분 간세포 손상과 관련되었습니다. 녹차 추출물의 간독성 메커니즘은 아직 명확히 밝혀지지 않았지만, 녹차 추출물이 일부

녹차 추출물(*Camellia sinensis*, *Thea sinensis* 잎)

☑ 기능	항산화·체지방 감소·혈중 콜레스테롤 개선에 도움을 줄 수 있음
☑ 일일 섭취량	카테킨으로서 0.3~1 mg
☑ 상한 섭취량	(−)
☑ 사용목적	체중감소, 혈중 콜레스테롤 개선
☑ 주의	간기능 장애 혹은 의약품 복용 시 주의, 카페인 함유 주의, 영·유아, 어린이, 임산부 및 수유부 주의

약물, 예를 들어 아세트아미노펜의 대사를 증가시켜 간 손상을 악화시킬 가능성이 있습니다.

전통적으로 녹차는 차 음료 형태로 섭취되어 왔으며, 일반적으로 안전하다고 인정되고 있습니다(GRAS, generally recognized as safe). 하지만 녹차에 함유된 카페인은 과다 섭취 시 부작용을 일으킬 수 있으며, 위궤양 환자에게는 위산 생성을 촉진할 수 있어 주의가 요구됩니다. 녹차 추출물의 과다 섭취가 간독성과 관련된 사례를 보고함으로써, 일상적으로 안전하다고 여겨지는 식품이라도 과다 섭취나 특정 건강 상태에서 부작용을 유발할 수 있음을 알 수 있습니다.

❸ 성 요한초(St. John's Wort)

세인트 존스 워트(St. John's Wort)는 *hypericum perforatum*에서 추출되는 천연 약초로, 불안 완화 및 수면 개선에 효과적이며 자연적인 항우울제로도 사용됩니다. 이 식물은 약한 SSRI (selective serotonin reuptake inhibitor) 효과를 가지고 있어, 신경계에서의 세로토닌 수준을 조절하여 기분을 개선합니다.

그러나 세인트 존스 워트는 특정 약물과 상호작용하여 부작용을 일으킬 수 있습니다. 특히, 이는 PXR-CYP (pregnane X receptor-cytochrome P450) 신호 경로를 활성화시켜 간에서 약물의 분해를 증가시킵니다. 이로 인해 아세트아미노펜과 같은 일부 약물이 간에서 더 빨리 분해되어 간에 부담을 주고 간 손상 위험을 높일 수 있습니다. 평소 안전하게 대사되어 처리되는 약물도 세인트 존스 워트와 함께 복용하면 대사 과정이 변하여 간에 해로울 수 있습니다. 따라서 세인트 존스 워트를 사용할 때는 장기간 사용이나 다른 약물과의 병용 시 특별한 주의가 요구됩니다.

CASE

다른 병력이 없는 41세 여성 환자가 최근 간기능 장애를 보고하였습니다. 이 환자는 혈액검사에서 비타민 D 수치와 간 효소 수치가 높게 나타났으며, 평소 건강을 위해 종합 비타민, 면역 영양제, 관절 영양제 등 여러 영양제를 복용하고 있다고 합니다.

무엇이 문제였을까요?

환자분이 복용 중인 영양제에는 비타민, 글루코사민, 코엔자임 Q10이 포함되어 있으며, 특히 비타민 D가 여러 제품에 중복해서 포함되어 있었습니다. 간은 약물과 보조제를 대사하는 중요한 기관으로, 과도한 영양제 섭취는 간에 큰 부담을 줄 수 있습니다. 지용성 비타민의 고용량 섭취는 간기능 이상과 간독성을 유발할 수 있으며, 글루코사민 역시 간독성을 일으킬 가능성이 있습니다. 이에 따라 제품의 성분을 주의 깊게 확인하여 중복 섭취를 피하고 장기간 또는 고용량으로 영양제를 복용할 경우 축적 효과가 발생할 수 있으므로 주의가 필요합니다. 환자분은 영양제 중단 후, 간 효소 수치가 정상화되었습니다.

Q&A

Q1 간수치가 안 좋은데 영양제를 먹어도 될까요?

간 효소 수치가 상승하는 것은 간 기능 저하의 신호일 수 있으며, 간의 해독 및 대사 과정에 문제가 있음을 나타냅니다. 간은 약물과 영양소를 처리하는 핵심적인 역할을 하며, 이 과정에는 다양한 간 대사 효소가 참여합니다. 간 기능이 저하되면, 일반적으로 건강에 좋다고 여겨지는 영양제도 간에 부담을 줄 수 있습니다. 따라서 영양제 복용 시 주의가 필요하며, 간 보조제를 포함한 모든 보조제의 복용은 간수치 상승의 원인과 개인의 건강 상태에 따라 그 적합성이 달라질 수 있습니다. 이런 상황에서는 전문가와의 상담을 통해 개인에 맞는 조언을 받는 것이 권장됩니다.

Q2 간기능이 나빠지면 어떤 증상이 있을까요? 혈액검사를 하기 전에 알 수 있을까요?

간 기능 저하나 간수치 상승이 의심될 때, 다양한 증상이 나타날 수 있으며, 이러한 증상들은 간 건강의 문제의 신호로 간주됩니다. 초기에는 지속적인 피로감과 체력 저하가 나타날 수 있고, 간이 빌리루빈을 제대로 처리하지 못하면 황달(피부나 눈의 흰자위가 노랗게 변하는 증상)이나 가려움이 발생할 수 있습니다. 또한 메스꺼움, 구토, 식욕 부진, 상복부 불편감과 같은 소화기 증상도 간 기능 저하와 관련될 수 있습니다. 이러한 증상들이 나타날 경우, 간 기능 문제가 있을 수 있으므로 즉시 진료를 받는 것이 중요합니다.

간담도 질환에 주의해야 하는 영양제

Q3 한약 먹으면 간수치가 올라가나요?

간독성은 원인에 따라 특발성 간독성과 내인성 간독성으로 나뉘며, 특발성 간독성은 개인의 독특한 반응으로 예측하기 어려운 반면, 내인성 간독성은 약물 자체의 특성 때문에 간 손상이 발생하는 것입니다. 한약은 간염을 치료하는 데 사용될 수 있지만, 경우에 따라 내인성 간독성을 유발할 위험도 있습니다. 예를 들어, '황금'이라는 약재는 간염 치료에 사용되기도 하지만, 동시에 이로 인한 간독성 사례도 보고된 바 있습니다. 그러나 황금에 의한 간독성은 주로 다른 약물과의 병용투여 등으로 인해 발생하며, 황금을 단독으로 사용했을 때 간 기능 손상을 직접적으로 유발한다는 명확한 증거는 없습니다. 문제는 의약품으로 규제받지 않고 의료 기관의 감독 없이 임의로 사용되는 한약재나 건강기능식품이 적절하지 않은 용량으로 사용될 때 안전성 문제를 일으킬 수 있다는 점입니다. 특히 간 질환을 앓고 있거나 상호작용을 일으킬 수 있는 약물을 복용하는 사람들은 특별한 주의가 필요합니다.

한번에 정리하기

기능	사용목적	주의사항
비타민 A (retinol, retinal, retinoic acid)		
• 시력기능 • 면역 체계 • 피부 건강 • 유전자 발현 조절	• 눈 건강 • 피부 강화 • 면역력 강화	• 간 질환자 주의 • 흡연자 주의(폐암 발생 가능성) • 과다 섭취 주의(간독성, 뼈 건강, 기형 발생)
비타민 B3 (Niacin)		
• 에너지 생성 • 지방산 합성	• 고지혈증 • 여드름 및 기타 피부 질환	• 소화기 장애(소화불량, 오심) • 홍조, 두통 및 어지러움 • 통풍 환자 주의 • 과다 섭취 주의(간독성, 혈당 상승)
철분(Iron, Fe)		
• 산소운반, 혈액생성 • 에너지 생성	• 철결핍성 빈혈	• 소화기 장애(속쓰림, 변비) • 과다 섭취 주의(간독성)
공액리놀레산(Conjugated linoleic acid, CLA)		

• 항비만 작용	• 체중 감량, 지질 대사 개선
	  (효능은 개인에 따라 다를 수
	  있음)
		• 소화기 장애
		• 지방간 및 간기능 장애 시 주의
		• 심혈관계 질환자 주의

글루코사민(Glucosamine)		

• 관절 건강 증진	• 골관절염 증상 완화	• 알레르기 반응(류마티스 환자
		  주의)
		• 간 질환(간독성, B형 간염
		  활성화), 심장 및 신장 질환자
		• 수술 전후 및 항응고제 복용 시
		  주의

센나(Senna)		
• 완하 작용	• 변비 치료	• 고용량 혹은 장기간 복용 주의 (간독성, 내성 유발)
노니(Noni)		
• 항산화 • 항염증 • 강장작용	• 면역력 강화 • 통증 완화	• 간독성 유발 가능성 • 신장 질환자 주의(고칼륨혈증 유발)

간담도 질환에 주의해야 하는 영양제

기능	사용목적	주의사항

쏘팔메토(Saw palmetto)

• 전립선 건강 지원	• 전립선비대증, 배뇨촉진	• 소화기 장애(오심, 설사) • 과민반응(췌장염, 간염) • 항응고제 복용 시 주의 • 과다 섭취 주의(피로감, 두통, 성욕 감소)

녹차 추출물(Green tea extract)

• 항산화 작용 • 혈중 콜레스테롤 개선	• 체중감소, 콜레스테롤 관리	• 카페인 섭취 주의 • 과다 섭취 주의(간독성 가능성)

성 요한초(St. John's Wort)

• 신경전달물질 활동 조절	• 항우울, 수면장애, 신경통 개선	• 약물 상호작용 주의(간독성)

약동학적 상호작용을 통한 간독성 변화

간독성은 약물 자체의 특성뿐만 아니라, 다양한 외부 요인과의 상호작용에 의해서도 크게 영향을 받습니다. 이를 이해하기 위해, 흔히 사용되는 해열진 통제인 아세트아미노펜(acetaminophen, APAP)을 예로 들어보겠습니다. APAP는 적절한 용량에서 대체로 안전하지만, 약물의 흡수(absorption), 분포(distribution), 대사(metabolism), 배설(excretion) 과정에 영향을 미치는 여러 요인들 ―위장관의 pH 수준, 다른 약물과의 상호작용, 글루타치온 수준의 고갈, 신장 기능 저하 등― 에 의해 그 독성이 증가될 수 있습니다. 이러한 요인들은 APAP의 안전성과 효과에 중요한 영향을 미치며, 그 결과로 발생하는 간독성을 이해하는 데 필수적입니다.

1) 흡수(Absorption) 과정

아세트아미노펜(APAP)은 경구 섭취 후 소장에서 흡수됩니다. 이 과정에서 **위장관의 운동성과 pH 수준**은 APAP의 용해도와 흡수 속도를 변화시킬 수 있습니다. 일반적으로, 위장관의 pH가 높고 지방이 많은 식사를 할 경우, APAP의 용해도와 흡수 속도가 증가합니다.

2) 분포(Distribution) 과정

흡수된 아세트아미노펜(APAP)은 혈액을 통해 간으로 운반되며, 이 과정에서 혈액 내의 결합 단백질에 **다른 약물**들이 경쟁적으로 결합할 수 있습니다. 이러한 경쟁적 결합은 APAP의 분포를 변화시키고, 그 결과로 APAP의 비결합 형태(자유 형태)의 농도가 증가할 수 있습니다. 자유 형태의 APAP 농도가 증가하면 간으로의 운반과 간에서의 대사가 가속화되어, 이는 APAP의 대사 및 독성에 영향을 미칠 수 있습니다.

1단계 대사(Phase I Metabolism): 주로 사이토크롬 P450 효소(cytochrome P450 enzymes)가 주도합니다. 이 효소들은 산화, 환원 또는 탈수소와 같은 반응을 통해 화합물의 구조를 변형시키고 반응성 그룹을 추가하여 더 반응성이 높고 수용성이 있는 형태로 만듭니다. 그러나, 이 과정에서 일부 화합물은 더 독성을 가진 중간체로 전환될 수 있습니다. 예를 들어, 아세트아미노펜은 이 단계에서 독성 물질인 NAPQI (N-acetyl-p-benzoquinone imine)로 변환됩니다.

2단계 대사(Phase II Metabolism): 1단계에서 형성된 반응성 중간체들이 수용성이 더 높은 물질로 변환됩니다. 이 과정은 글루쿠로노이드화(glucuronidation), 설페이트 결합(sulfation), 글리신 결합(glycine conjugation), 글루타티온 결합(glutathione conjugation)과 같은 반응을 포함하며, 이러한 반응은 약물의 독성을 줄이고 체외로의 배설을 쉽게 만듭니다.

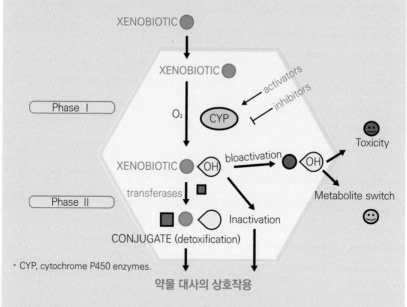

* CYP, cytochrome P450 enzymes.

약물 대사의 상호작용

1단계 대사에서는 일부 약물에 의해 CYP가 활성화 또는 억제되어 다른 약물의 분해 속도가 달라질 수 있습니다. 이러한 상호작용은 약물의 효과를 변화시키거나 부작용의 위험을 증가시키는 결과를 낳을 수 있습니다. 2단계 대사에서는 약물에 수용성 그룹을 추가하여 극성을 높이고 수용성을 향상시킵니다. 특정 약물이 2단계 대사 경로를 차단할 경우 다른 약물의 독성 물질이 체내에 축적되어 부작용을 일으킬 수 있습니다.

3) *대사(Metabolism) 과정 약물 대사의 상호작용 그림 참고

아세트아미노펜(APAP)이 간에서 대사될 때, 대부분은 무독성 대사산물로 전환되지만, 소량은 독성이 강한 NAPQI로 변환됩니다. 이 변환 과정은 주로 사이토크롬 P450 효소계 중 CYP2E1에 의해 촉진되며, 알코올 또는 다른 약물에 의한 이 **효소의 활성 증가**는 NAPQI의 생성을 증가시킵니다. 생성된 NAPQI는 글루타티온에 의해 중화되어야 하지만, **글루타티온이 고갈**되면(예: 과도한 알코올 섭취, 영양 부족, 장기간의 금식 또는 갑작스러운 과도한 운동 등) 독성 물질이 축적되어 간독성을 증가시킬 수 있습니다.

* N-acetyl-p-benzoquinone imine: APAP 대사 과정에서 생성되는 반응성이 매우 강한 대사 산물

4) 배설(Excretion) 과정

아세트아미노펜(APAP)의 대사 후 생성된 대사물은 주로 신장을 통해 소변으로 배설됩니다. 그러나, **다른 약물**의 복용이나 신체의 건강 상태, 특히 **신장 기능의 이상**이 있을 경우, 이러한 대사물의 배설 과정에 영향을 미칠 수 있습니다. 신장 기능이 저하되거나 다른 약물이 신장의 배설 메커니즘에 영향을 주는 경우, APAP 대사물의 배설 속도와 양이 변동될 수 있습니다.

아세트아미노펜(APAP)은 일반적으로 안전하게 사용될 수 있지만, 적정 용량을 준수한다 하더라도 예상치 못한 상황에서 독성이 갑자기 증가할 가능성이 있습니다. 이러한 상황은 다른 약물과의 상호작용, 갑작스러운 신체적 스트레스, 영양 부족, 건강 상태의 변화 등에 의해 발생할 수 있습니다. 따라서, 약물을 복용할 때는 항상 이러한 상호작용을 고려하고 권장 복용량을 엄격히 준수해야 합니다. 또한, 다른 약물을 사용하거나 건강 상태에 변화가 있을 때는 특별한 주의가 필요합니다.

1. Stickel F, Kessebohm K, Weimann R, Seitz HK. Review of liver injury associated with dietary supplements: Hepatotoxicity and dietary supplements. Liver Int. 2011;31(5):595–605.

2. Habibe MN, Kellar JZ. Niacin Toxicity. In: StatPearls. Treasure Island (FL): StatPearls Publishing; 2023.

3. Leung K, Quezada M, Chen Z, Kanel G, Kaplowitz N. Niacin-induced anicteric microvesicular steatotic acute liver failure. Hepatol Commun. 2018;2(11):1293–8.

4. Ronis MJJ, Pedersen KB, Watt J. Adverse effects of nutraceuticals and dietary supplements. Annu Rev Pharmacol Toxicol. 2018;58:583–601.

5. Litfl.com. "Iron Overdose" [cited 2023]. Available from: https://litfl.com/iron-overdose/.

6. Merckmanuals.com. "Iron Poisoning" [cited 2023]. Available from: https://www.merckmanuals.com/home/injuries-and-poisoning/poisoning/iron-poisoning.

7. Mehta KJ, Farnaud SJ, Sharp PA. Iron and liver fibrosis: Mechanistic and clinical aspects. World J Gastroenterol. 2019;25(5):521–38.

8. Calpoison.com. "Diagnosis and Treatment of Pediatric Iron Ingestion" [cited 2023]. Available from: https://calpoison.org/news/diagnosis-treatment-pediatric-iron-ingestion.

9. Sun Q, Gao N, Xia W. Association between omega-3/6 fatty acids and cholelithiasis: A mendelian randomization study. Front Nutr. 2022;9:964805.

10. Lin Y, Wu C, Wang X, Liu S, Zhao K, Kemper T, et al. Glucosamine promotes hepatitis B virus replication through its dual effects in suppressing autophagic degradation and inhibiting MTORC1 signaling. Autophagy. 2020;16(3):548–61.

11. Kwon SS, Park JW, Yoon SY, Wee JW. A Case of Drug-Induced Autoimmune Hepatitis after Glucosamine Ingestion. Korean J Med. 2013;85(5):503-6.

12. Wargo KA, Allman E, Ibrahim F. A possible case of saw palmetto-induced pancreatitis. South Med J. 2010;103(7):683–5.

13. Jibrin I, Erinle A, Saidi A, Aliyu ZY. Saw palmetto-induced pancreatitis. South Med J. 2006;99(6):611–2.

14. Bruminhent J, Carrera P, Li Z, Amankona R, Roberts IM. Acute pancreatitis with saw palmetto use: a case report. J Med Case Rep. 2011;5(1):414.

15. Mazzanti G, Di Sotto A, Vitalone A. Hepatotoxicity of green tea: an update. Arch Toxicol. 2015;89(8):1175–91.

16. Jiang Y, Zhou Y, Song S, Fan S, Gao Y, Li Y, et al. St. John's wort exacerbates acetaminophen-induced liver injury by activation of PXR and CYP-mediated bioactivation. Toxicol Sci.

2022;190(1):54–63.

17. Iacopetta D, Ceramella J, Catalano A, Scali E, Scumaci D, Pellegrino M, et al. Impact of Cytochrome P450 Enzymes on the Phase I Metabolism of Drugs. Appl. Sci. 2023;13(10):6045.

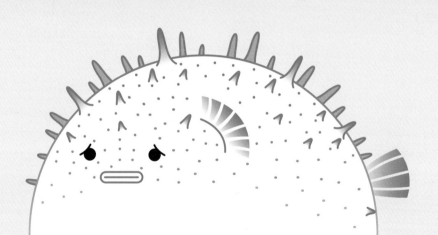

여성 질환에
주의해야 하는 영양제

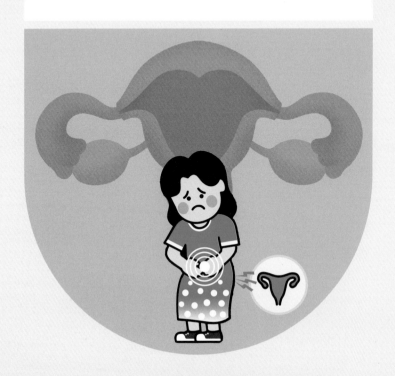

여성 질환에 주의해야 하는 영양제

- ✳ **홍삼**(Red ginseng)
- ✳ **당귀**(Angelica)
- ✳ **아마씨**(Flaxseed)
- ✳ **오메가-6 지방산**(Omega-6 fatty acids), **감마리놀렌산**(Gamma-linolenic acid, GLA)
- ✳ **카페인 함유 보조제**
- ✳ **비타민 A** (Retinol, retinal, retinoic acid)
- ✳ **비타민 E** (Tocopherol)

호르몬 균형은 여성 질환에 있어 매우 중요한 역할을 합니다. 에스트로겐은 자궁과 자궁내막의 발달에 기여하고 배란을 촉진하는 중요한 성호르몬입니다. 그러나 에스트로겐 수준이 과도하게 높아질 경우, 생리주기 장애, 자궁내막의 과도한 증식, 유방 조직의 성장, 체중 증가, 정서적 변화 등 다양한 부작용을 유발할 수 있습니다. 자궁근종, 자궁내막증, 자궁내막암, 그리고 일부 유방암과 같은 질환은 에스트로겐 의존성을 보이며, 이는 에스트로겐 수준이 질병의 발생 및 진행에 큰 영향을 끼친다는 것을 시사합니다. 따라서 호르몬의 균형을 유지하고 에스트로겐 수준을 적절한 관리하는 것은 이러한 호르몬 의존성 질환의 예방 및 관리에 필수적입니다. 일부 영양제나 건강기능식품은 이러한 호르몬 수준에 영향을 미칠 수 있어 이에 대한 주의가 필요합니다.

천연 에스트로겐 주의보

홍삼, 당귀, 아마씨는 천연 에스트로겐을 함유하고 있어 에스트로겐이 부족한 경우 호르몬 균형을 지원하고 건강상의 이점을 제공할 수 있습니다. 그러나 이러한 보조제는 모든 사람에게 도움이 되는 것은 아닙니다. 특히 에스트로겐 의존성 유방암, 난소암, 자궁암 등의 병력이 있는 사람에게는 주의가 필요합니다. 천연물이라도 상황에 따라 안전하지 않을 수 있습니다.

 여성 건강 경보: 과다한 영양소 및 카페인 섭취의 위험

오메가-6 지방산, 카페인 함유 보조제, 비타민 A, 그리고 비타민 E의 과도한 섭취는 여성의 건강에 다양한 문제를 초래할 수 있습니다. 오메가-6 지방산은 필수 지방산이지만, 불균형하게 섭취될 경우 염증 반응을 유발하고, 유방암이나 자궁내막증과 같은 건강 문제의 위험을 높일 수 있습니다. 오메가-6 지방산의 일종인 감마리놀레산(gamma-linolenic acid, GLA)은 호르몬 경로에 영향을 줄 수 있어 호르몬 민감성 질환에서는 섭취에 주의가 필요합니다. 많은 보조제에 함유된 카페인은 자궁내막증이나 난임의 위험을 증가시킬 수 있습니다. 고용량의 비타민 A는 기형아 출산 위험을 높이며, 비타민 E는 자궁근종의 성장을 촉진하거나 임신 유지에 부정적인 영향을 미칠 수 있습니다.

홍삼(Red ginseng)

홍삼은 증기로 익힌 후 건조한 인삼으로, 면역력 강화, 체력 증진, 혈액 순환 개선, 갱년기 건강 증진 등 다양한 건강상의 이점을 제공합니다. 그러나 개인의 민감성 또는 장기적인 복용에 따라 두통, 불면증, 심계 문제, 혈압 상승, 출혈 등 부작용이 발생할 수 있습니다. 또한 홍삼은 혈당 조절과 혈액 응고 과정에 영향을 미쳐, 당뇨병 환자나 항응고제를 복용하는 사람들은 섭취 시 주의가 필요합니다.

홍삼 및 인삼에서 중요한 약리 작용 성분인 ginsenoside는 현재 약 77종이 분리되어 있는데, 그 중 홍삼에 특이적인 Rh1은 식물성 에스트로겐으로 작용하여 에스트로겐 부족으로 인한 갱년기 증상을 완화하는 데 도움이 될 수 있습니다. 그러나 이는 체내의 에스트로겐 수준에 영향을 미쳐 불균형을 초래할 수 있으므로 자궁근종, 자궁내막증, 자궁내막암, 유방암 등 에스트로겐 관련 질환에는 주의가 필요하며, 호르몬의 불균형을 유발할 수 있어 단일 성분의 장기간 복용은 신중하게 고려하는 것이 바람직합니다.

홍삼(Red ginseng)

☑ **기능**	(가) 면역력 증진·피로개선에 도움을 줄 수 있음
	(나) 혈소판 응집억제를 통한 혈액 흐름, 기억력 개선, 항산화에 도움을 줄 수 있음
	(다) 갱년기 여성의 건강에 도움을 줄 수 있음
☑ **일일 섭취량**	(가) 진세노사이드 Rg1, Rb1 및 Rg3의 합계로서 3~80 mg
	(나) 진세노사이드 Rg1, Rb1 및 Rg3의 합계로서 2.4~80 mg
	(다) 진세노사이드 Rg1, Rb1 및 Rg3의 합계로서 25~80 mg
☑ **상한 섭취량**	(−)
☑ **사용목적**	피로개선, 갱년기 증상 완화
☑ **주의**	개인에 따라 과민반응, 당뇨 및 항응고제 복용 시 주의, 에스트로겐 의존성 질환 시 주의

⚛ 당귀(Angelica)

당귀는 여성의 건강을 지원하는 한방 약재로, 특히 여성의 몸을 따뜻하게 하고 혈액 순환을 개선하며 생리통을 완화하는 데 도움을 줍니다. 또한, 호르몬 균형을 조절하여 월경 불규칙과 월경전증후군(premenstrual syndrome, PMS)의 증상을 완화하고, 폐경기의 불면증, 신체적 불편감, 기분 변화 등 다양한 증상에 긍정적인 영향을 미칠 수 있습니다.

그러나 당귀 추출물은 유방암 줄기세포의 활성을 증가시킬 수 있고, 특히 에스트로겐 수용체 양성인 유방암 세포에서 에스트로겐과 유사한 작용을 하는 것으로 보고되었습니다. 일부 연구에서 당귀가 유방암 세포에 대한 항암 활성을 보이기도 하지만, 에스트로겐 수용체 양성 유방암 환자들에게는 안전하지 않을 수 있습니다. 따라서 에스트로겐 의존성 질환을 가진 여성들은 당귀나 그 추출물을 사용하기 전에 반드시 의료 전문가와 상의가 필요합니다.

⚛ 아마씨(Flaxseed)

아마씨는 오메가-3 지방산과 오메가-6 지방산을 비롯하여 식물성 에스트로겐인 리그난을 풍부하게 함유하고 있습니다. 이 외에도 항암 및 항산화 특성을 지닌 페룰산, 클로로겐산, 갈산과 같은 페놀 화합물도 포함되어 있습니다. 이러한 성분들은 갱년기 증상의 완화 및 월경전증후군 개선에 도움을 줄 수 있고, 혈당 안정화에 기여하여 당뇨병 관리에 유용할 수 있으며, 혈중 지질 개선에 도움을 주어 심혈관계 질환의 위험을 줄이는 데에도 도움이 될 수 있습니다.

일부의 실험 연구에서는 아마씨가 유방암 세포의 성장을 억제하고 암세포의 자연사를 촉진하는 결과를 보이기도 하였으나, 아마씨는 에스트라디올 농도를 증가시켜 에스트로겐 효과를 나타낼 수 있습니다. 에스트라디올 농도의 증가는 특정 유방암의 위험과 관련이 있으므로, 에스트로겐 수용체 양성 유방암 환자나 자궁내막암 등 호르몬 관련 암 병력이 있는 사람은 아마씨 복용

아마인(Flaxseed)

☑	**기능**	콜레스테롤 개선에 도움을 줄 수 있음
☑	**일일 섭취량**	아마인으로서 50 g
☑	**상한 섭취량**	(-)
☑	**사용목적**	당뇨병, 갱년기 증상 완화, 월경전증후군
☑	**주의**	항응고제 복용 시 주의, 에스트로겐 의존성 질환 시 주의

에 주의가 필요합니다. 또한 아마씨 오일을 복용한 남성에서 유방통이나 여성형 유방이 나타난 사례가 보고된 바 있으며, 이는 아마씨가 호르몬 불균형을 유발할 수 있음을 시사합니다. 그 밖에 아마씨는 혈액 응고를 지연시킬 수 있어, 혈액 응고 문제가 있거나 항응고제를 복용하는 사람들에게는 출혈 위험을 증가시킬 수 있어 주의가 필요합니다.

◉ 오메가-6 지방산(Omega-6 fatty acids), 감마리놀렌산(Gamma-linolenic acid, GLA)

오메가-6 지방산은 세포막의 구성, 염증 조절 및 호르몬 기능 등에 중요한 역할을 하지만, 과도한 섭취는 건강 문제를 야기할 수 있습니다. 오메가-6 지방산은 오메가-3 지방산과 동일한 효소에 경쟁적으로 작용하기 때문에 두 지방산의 적절한 섭취 비율이 필수적입니다. 오메가-3 지방산 대비 과다한 오메가-6 지방산의 섭취는 심혈관 질환, 암과 같은 여러 질병 위험을 높일 수 있습니다. 특히 현대 서구식 식단에서 이 비율이 10을 넘는 경우가 많으나, 건강에 이상적인 비율은 4:1 이하로 권장됩니다.

오메가-6 지방산과 그 유도체인 아라키돈산(arachidonic acid, AA) 및 리놀레산(linoleic acid, LA)은 프로스타글란딘으로 변환되어 염증과 근육 경련을 유발할 수 있습니다. 이러한 염증 증가는 자궁내막증 발달의 위험을 높일 수 있으며, 오메가-6 지방산의 과다 섭취가 유방암 위험 증가와 관련이 있다는 연구 결과도 있습니다. 아라키돈산과 리놀레산의 대사 과정은 자궁내막증, 다낭성 난소 증후군, 남성 불임 등의 생식 건강 문제뿐만 아니라 임신성 당뇨병, 전자간증, 태아 성장에도 영향을 끼칠 수 있습니다. 이러한 이유로 오메가-6 지방산의 섭취량을 조절하여 적절한 수준을 유지하는 것이 여성 건강에 중요합니다.

감마리놀렌산(gamma-linolenic acid, GLA)은 오메가-6 지방산의 일종으로, 다른 오메가-6 지방산과는 구조적, 기능적인 차이를 가집니다. 이는 감마리놀렌산이 체내에서 dihomo-gamma-linolenic acid (DGLA)로 전환되고, 이후 항염증 효과를 가지고 있어 염증 반응을 조절하는 프로스타글란딘 E1 (prostaglandin E1, PGE1)의 전구체로 작용하기 때문입니다. 이는 대부분의 오메가-6 지방산이 염증을 유발하는 프로스타글란딘을 생성하는 아라키돈산으로 전환되는 것과는 대조적입니다.

달맞이꽃 종자유는 감마리놀렌산이 풍부한 천연원료로, 염증 조절 효과를 통해 월경전증후군(premenstrual syndrome, PMS), 유방 통증, 다낭성 난

감마리놀렌산(Gamma-linolenic acid, GLA)

☑ 기능	(가) 혈중 콜레스테롤 개선, 혈행 개선
	(나) 월경전 변화에 의한 불편한 상태 개선
	(다) 면역과민반응에 의한 피부상태 개선
☑ 일일 섭취량	(가)로서 240~300 mg
	(나)로서 210~300 mg
	(다)로서 160~300 mg
☑ 상한 섭취량	(-)
☑ 사용목적	갱년기 증상 완화, 월경전증후군, 아토피성피부염
☑ 주의	에스트로겐 의존성 질환 시 주의,
	영·유아, 어린이, 임산부 및 수유부 주의

소 증후군, 특정 피부 문제 등 여성 건강 문제의 완화에 도움을 줄 수 있습니다. 하지만 오메가-6 지방산을 과도하게 섭취하는 것은 다양한 건강 문제를 유발할 수 있습니다. 특히, 임산부는 감마리놀렌산 섭취가 임신 합병증을 일으킬 수 있으며, 안전성이 충분히 입증되지 않았기 때문에 섭취를 피해야 합니다. 또한, 호르몬 민감성 질환의 병력이 있는 경우에는 감마리놀렌산의 섭취가 해당 질환의 증상을 악화시킬 가능성이 있습니다. 감마리놀렌산은 여성 호르몬 경로에 영향을 미칠 수 있으며, 이러한 변화는 호르몬 민감성 암의 성장을 촉진할 수 있기 때문입니다. 따라서 개인의 건강 상태와 병력을 고려하여 감마리놀렌산의 섭취 여부를 결정할 필요가 있습니다.

◉ 카페인 함유 보조제

카페인은 커피뿐만 아니라 다양한 식품과 영양 보충제에 포함되어 있어, 종종 의도치 않게 섭취될 수 있습니다. 이는 카페인이 에너지 증진과 집중력 향상을 위해 체중 감량 보조제, 운동 보조제, 일부 비타민 및 미네랄 보충제, 에너지 드링크 등에 보조적으로 사용되기 때문입니다.

그러나 카페인은 호르몬 수치에 영향을 줄 수 있으며, 메타분석 연구 등 다양한 연구에서 카페인과 자궁 건강 문제 간의 관련성을 지적하고 있습니다. 특히, 과도한 카페인 섭취는 자궁내막증의 위험을 증가시키고, 자궁내막증 환자의 염증과 통증을 심화시킬 수 있다고 알려져 있습니다. 또한 카페인이 에스트로겐 수치를 증가시킬 수 있으며, 이는 자궁내막증의 증상을 악화시키는 요인으로 작용할 수 있습니다. 과도한 카페인 섭취는 난관 질환 또는 자궁내막증으로 인한 불임 위험을 증가시킬 수 있으며, 특히 월 7g 이상의 카페인을 섭취하는 여성은 3g 이하를 섭취하는 여성보다 난관 불임 위험이 1.5배, 자궁내막증으로 인한 불임 위험이 1.6배에서 1.9배까지 높은 것으로 나타났습니다.

이러한 연구 결과는 카페인 섭취가 여성의 생식기계 건강에 부정적인 영향을 미칠 수 있음을 시사합니다. 따라서 여성의 경우, 체중 감량 보조제, 에너지 음료, 운동 보조제 등 카페인을 함유한 제품 사용에 주의가 필요합니다. 특히 여성 건강과 관련된 병력이 있는 경우, 카페인이 포함된 보조제의 사용을 피하는 것이 바람직할 것으로 생각됩니다. 이와 더불어, 일상에서 섭취하는 음료 및 보조제 등의 성분을 확인하는 것은 매우 중요합니다. 이러한 제품들 중 의도치 않게 카페인과 같은 원치 않는 성분이 포함되어 있을 수 있으므로, 제품의 라벨을 자세히 읽고 성분을 확인하는 습관을 기르는 것이 중요합니다.

◎ 비타민 A (Retinol, retinal, retinoic acid)

(비타민 A에 대한 설명은 21페이지 참고)

비타민 A는 시력을 유지하고 면역 체계를 강화하는 데 중요하며, 세포의 성장과 분화에 필수적인 역할을 합니다. 특히 비타민 A는 특정 전사인자에 결합하여 유전자 발현을 조절합니다. 가임기 여성의 경우, 비타민 A의 상한섭취량은 하루 3,000 μg으로 제한되어 있는데, 이는 과도한 섭취가 기형 발생 가능성을 증가시킬 수 있기 때문입니다. 특히 임신 7주 이전에 비타민 A를 과도하게 섭취한 여성들은 기형 위험이 증가할 수 있습니다. 비타민 A는 중요한 성장 조절인자로, 태아에서 세포 분화와 조직 형성에 중요한 역할을 하기 때문에 과도한 비타민 A 섭취는 신경계, 시각계, 순환계 등에서 비정상적인 발달을 일으킬 수 있기 때문입니다. 임신 초기는 태아의 주요 기관 형성이 이루어지는 중요한 시기이므로, 비타민 A의 과도한 섭취가 특히 위험할 수 있습니다. 임신을 계획 중이거나 임신 가능성이 있는 여성은 비타민 A 섭취를 신중하게 관리해야 합니다. 종합비타민이나 눈 영양제 등 다양한 제품을 복용할 때는 성분이 중복될 위험이 있으므로, 이에 대한 주의가 필요합니다.

⊘ 비타민 E (Tocopherol)

(비타민 E에 대한 설명은 28페이지 참고)

비타민 E는 강력한 항산화 특성을 지닌 지용성 비타민으로, 다양한 건강상의 이점을 제공합니다. 그러나 비타민 E의 과도한 섭취는 혈소판 응집을 억제하고 항응고 효과를 나타내며, 특정 상황에서 출혈 위험을 증가시킬 수 있습니다. 이는 자궁근종 환자나 출혈 위험이 있는 다른 건강 상태를 가진 사람들에게 부정적인 영향을 미칠 수 있습니다. 또한 비타민 E가 에스트로겐 수용체와 상호작용하여 에스트로겐 매개 전사 조절에 영향을 미칠 수 있다는 연구 결과가 있습니다. 이러한 상호작용은 생식 기관 질환의 발생 위험을 증가시킬 수 있습니다. 에스트로겐은 호르몬 활동을 조절하는 중요한 역할을 하며, 이 호르몬의 불균형은 자궁근종과 같은 에스트로겐 민감성 질환의 증상이나 성장에 영향을 미칠 수 있습니다. 임신 중에는 비타민 E의 과다 섭취가 산화 상태에 영향을 주어 임신 합병증의 위험을 증가시킬 수 있고, 출혈 위험도 높일 수 있습니다. 따라서 임신을 준비하고 있거나 임신 중인 여성들은 비타민 E를 과다하게 섭취하지 않도록 주의해야 합니다.

CASE

40대 여성 환자가 피로감과 최근 몇 차례 발생한 부정 출혈로 내원하였습니다. 산부인과에서 실시한 초음파 검사 결과, 산부인과적 이상 소견이 없는 것으로 나타났습니다.

무엇이 문제였을까요?

이 사례에서 환자는 피로를 느껴 약 3개월 동안 홍삼을 복용했습니다. 홍삼 복용을 중단하게 한 후 부정 출혈 증상이 사라져, 환자의 부정 출혈이 홍삼 복용과 관련이 있을 것으로 추정됩니다. 홍삼은 혈소판 응집을 억제하고 혈액 응고에 영향을 미쳐 장기간 복용 시 출혈을 유발할 수 있습니다. 또한, 홍삼은 에스트로겐과 유사한 효과를 나타내어 호르몬 변화나 생리 주기에 영향을 줄 수 있습니다.

Q&A

Q1 임신 중에 왜 엽산을 보충해야 하나요?

엽산은 DNA의 합성과 복구에 필수적이며, 태아의 세포 분열과 성장에 중요한 역할을 합니다. 엽산은 특히 태아의 척추와 뇌 발달을 돕기 때문에 신경관 결함, 예를 들어 척추이분증이나 뇌이분증의 위험을 줄이는 데 필수적입니다. 엽산 부족은 태아의 신경관이 제대로 형성되지 않을 위험을 높이며, 이는 신경관 결손이라는 선천적 기형으로 이어질 수 있습니다. 또한, 엽산은 임산부의 적혈구 형성을 지원하고 임신 중 빈혈 예방에도 도움을 줍니다. 이러한 이유로 임신 중에는 엽산 보충이 특히 중요하며, 가임기 여성은 임신 전부터 충분한 엽산을 섭취하는 것이 권장됩니다.

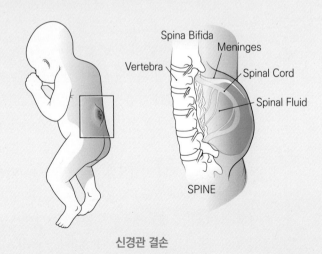

신경관 결손

여성 질환에 주의해야 하는 영양제

임신 중에 추가로 섭취해야 할 영양소는 무엇이 있나요?

임신 기간 동안 적절한 영양 관리는 태아의 건강과 발달을 지원하는 데 필수적입니다. 임신 중에는 엽산이 특히 중요합니다. 엽산은 임신 초기에 태아의 신경관 발달을 지원하고 결함을 예방하는 데 필수적인 역할을 합니다. 태아의 뼈 발달을 위해 칼슘과 비타민 D가 필요하며, 철분은 임신 중기부터 필요량이 증가하여 빈혈 예방과 태아 및 태반의 성장에 필수적입니다. 오메가-3 지방산, 특히 DHA (docosahexaenoic acid)는 태아의 뇌와 눈 발달을 지원하지만, 과다 섭취는 혈소판 기능에 영향을 줄 수 있어 혈액 응고 과정을 늦추고 출혈 시간을 길어지게 할 수 있습니다. 또한 비타민 C는 철분의 흡수를 증진시키고 면역력 유지에 필요합니다. 이러한 영양소들은 임산부의 식단에서 균형 있게 포함되어야 합니다.

임산부가 피해야 할 영양제가 있나요?

임신 중에는 특정 보충제를 섭취하는 것이 태아에게 해로울 수 있습니다. 예를 들어, 고용량의 비타민 A는 임신 초기에 기형을 유발할 위험이 있습니다. 세인트 존스 워트와 같은 허브 보조제는 자궁 수축을 촉진하고 호르몬 균형에 영향을 줄 수 있습니다. 과다한 요오드 섭취는 태아의 갑상선 기능에 영향을 미칠 수 있으며, L-아르기닌과 같은 아미노산 보조제, 지용성 비타민, 루테인은 임산부에게 안전성이 충분히 입증되지 않았습니다. 달맞이꽃 종자유와 같은 감마리놀렌산(gamma-linolenic acid, GLA) 보충제는 일반적

으로 여성 건강에 유익할 수 있으나, 호르몬 변화를 유발할 수 있어
임산부는 섭취를 피해야 합니다.

🔵 한번에 정리하기

기능	사용목적	주의사항

홍삼(Red ginseng)

• 면역력 증진 • 혈소판 응집 억제	• 피로 개선 • 갱년기 건강 지원	• 혈압상승, 두통, 출혈 유발 가능성 • 심혈관계 질환자 주의 • 항응고제 복용 시 주의 • 에스트로겐 의존성 질환 시 주의

당귀(Angelica)

• 호르몬 균형 조절 • 혈액 순환 개선	• 피로 개선 • 여성 건강 지원	• 에스트로겐 의존성 질환 시 주의

아마씨(Flaxseed)

• 콜레스테롤 개선 • 호르몬 균형 조절 • 혈당 안정화	• 심혈관계 건강 증진 • 갱년기 증상, 월경전증후군	• 항응고제 복용 시 주의 • 에스트로겐 의존성 질환 시 주의

감마리놀렌산(Gamma-linolenic acid, GLA)

• 콜레스테롤 개선 • 호르몬 균형 조절 • 면역과민반응 조절	• 심혈관계 건강 증진 • 갱년기 증상, 월경전증후군 • 아토피성피부염	• 에스트로겐 의존성 질환 시 주의

비타민 A (Retinol, retinal, retinoic acid)

• 시력기능 • 면역 체계 • 피부 건강 • 유전자 발현 조절	• 눈 건강 • 피부 강화 • 면역력 강화	• 간 질환자 주의 • 흡연자 주의(폐암 발생 가능성) • 과다 섭취 주의(간독성, 뼈 건강, 기형 발생)

비타민 E (Tocopherol)

• 항산화 작용 • 항응고 작용	• 심혈관계 건강 증진 • 면역력 강화 • 피부 건강	• 흡연자 주의(심혈관계 질환 위험 증가) • 항응고제 복용 시 주의 • 에스트로겐 의존성 질환 시 주의 • 과다 섭취 주의(출혈 위험 증가)

같은 질병, 다른 특성: 유방암의 유형

유방암은 암세포의 특성에 기반해 세 가지 주요 유형으로 나눌 수 있으며, 각각의 유형은 고유한 특성을 지닙니다. 이러한 분류는 치료 접근 방식을 결정하는 데 핵심적인 역할을 하며, 각 유형에 맞는 치료 방법의 선택은 진단과 치료 계획을 수립하는 데 매우 중요합니다.

1) 호르몬 수용체 양성 유방암

유방암 세포가 호르몬 수용체, 특히 에스트로겐 수용체(estrogen receptor, ER)와/또는 프로게스테론 수용체(progesterone receptor, PR)에 양성 반응을 보이는 유형입니다. 이 유형의 암은 에스트로겐과 프로게스테론이라는 호르몬의 존재에 의해 성장할 수 있으며, 치료 방법에 있어서 이 점이 중요한 역할을 합니다. 호르몬의 작용을 차단하거나 호르몬 수준을 조절하여 암 세

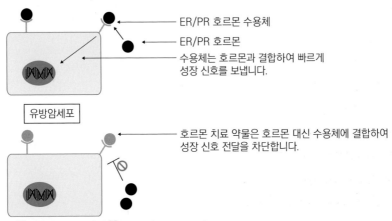

ER/PR 호르몬 수용체
ER/PR 호르몬
수용체는 호르몬과 결합하여 빠르게
성장 신호를 보냅니다.

유방암세포

호르몬 치료 약물은 호르몬 대신 수용체에 결합하여
성장 신호 전달을 차단합니다.

* ER, estrogen receptor; PR, progesterone receptor.

호르몬 수용체 양성 유방암의 치료

호르몬이 유방 세포의 수용체에 결합하여 세포 성장을 촉진합니다. 호르몬 치료 약물은 수용체 결합을 차단하여
성장 신호의 전달을 막는 역할을 합니다.

포의 성장을 늦추거나 멈추게 하는 방식입니다. 선택적 에스트로겐 수용체 조절제(selective estrogen receptor modulators, SERMs)인 타목시펜과 에스트로겐 생성을 억제하는 아로마타제 억제제(aromatase inhibitors, AIs)와 같은 약물들이 있습니다.

2) HER2 (human epidermal growth factor receptor 2) 양성 유방암

이 유형은 인간 상피세포 성장 인자 수용체 2 (HER2) 단백질이 과도하게 발현되는 것이 특징입니다. HER2 단백질은 세포 성장과 분열을 조절하는 역할을 하므로, 이 단백질의 과도한 발현은 암세포의 빠른 성장과 전이를 촉진할 수 있습니다. HER2 양성 유방암은 공격적인 성향을 가지며, 빠른 진행 속도와 재발 가능성이 높은 것이 특징입니다. 하지만 이 유형의 암은 HER2를 표적으로 하는 특정 약물들에 반응을 보이기 때문에, 이러한 표적 치료가 가능합니다. HER2 표적 치료제에는 트라스트주맙(trastuzumab, 상품명 허셉틴)과 같은 단클론 항체가 포함됩니다. 이들은 HER2 단백질에 직접 결합하여 암세포의 성장과 분열을 억제합니다.

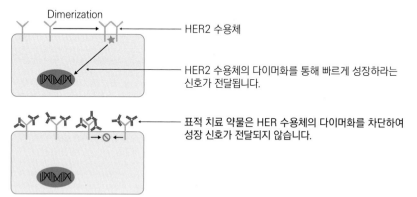

Dimerization

HER2 수용체

HER2 수용체의 다이머화를 통해 빠르게 성장하라는 신호가 전달됩니다.

표적 치료 약물은 HER 수용체의 다이머화를 차단하여 성장 신호가 전달되지 않습니다.

• HER2, human epidermal growth factor receptor 2.

HER2 양성 유방암의 표적 치료

HER2 수용체가 두 개 결합하는 다이머화 과정을 통해 세포 성장 신호가 전달됩니다. 표적 치료 약물은 HER2 수용체의 다이머화를 차단하여 성장 신호의 전달을 막습니다.

3) 삼중 음성 유방암(Triple-negative breast cancer, TNBC)

이 유형의 암, 즉 삼중 음성 유방암(TNBC)은 에스트로겐 수용체(ER), 프로게스테론 수용체(PR), 그리고 HER2 수용체에 모두 음성 반응을 보입니다. 이는 TNBC가 이 세 가지 수용체를 통해 성장하지 않음을 의미합니다. TNBC는 다른 유형의 유방암에 비해 치료 옵션이 제한적이며, 일반적으로 더 공격적인 성향을 가집니다. 이 유형의 유방암 치료는 주로 항암 화학요법에 의존하게 됩니다.

이렇듯, 유방암의 각 유형에 따라 필요한 치료 전략이 달라집니다. 특히 호르몬 수용체 양성 유방암의 경우, 암 성장을 촉진할 수 있는 호르몬 활동을 유발하는 천연물이나 호르몬 수준에 영향을 미치는 물질들의 섭취는 피하는 것이 중요합니다.

1. 서광희, 서정숙, 이복희, 이승교, 최미숙. 임상영양사를 위한 고급영양학. 지구문화사; 2013.

2. Chajès V, Torres-Mejía G, Biessy C, Ortega-Olvera C, Angeles-Llerenas A, Ferrari P, et al. ω-3 and ω-6 Polyunsaturated fatty acid intakes and the risk of breast cancer in Mexican women: impact of obesity status. Cancer Epidemiol Biomarkers Prev. 2012;21(2):319–26.

3. Chantalat E, Valera M-C, Vaysse C, Noirrit E, Rusidze M, Weyl A, et al. Estrogen receptors and endometriosis. Int J Mol Sci. 2020;21(8).

4. Ciebiera M, Szymańska-Majchrzak J, Sentkowska A, Kilian K, Rogulski Z, Nowicka G, et al. Alpha-tocopherol serum levels are increased in Caucasian women with uterine fibroids: A pilot study. Biomed Res Int. 2018;2018:6793726.

5. Endometriosisnews.com. "The Effects of Caffeine on Endometriosis" [cited 2023]. Available from: https://endometriosisnews.com/2017/08/03/endometriosis-and-effects-of-caffeine-alternative-drink-ideas/.

6. Ghazanfarpour M, Sadeghi R, Latifnejad Roudsari R, Khadivzadeh T, Khorsand I, Afiat M, et al. Effects of flaxseed and Hypericum perforatum on hot flash, vaginal atrophy and estrogen-dependent cancers in menopausal women: a systematic review and meta-analysis. Avicenna J Phytomed. 2016;6(3):273–83.

7. Grodstein F, Goldman MB, Ryan L, Cramer DW. Relation of female infertility to consumption of caffeinated beverages. Am J Epidemiol. 1993;137(12):1353–60.

8. Hooper L, Ryder JJ, Kurzer MS, Lampe JW, Messina MJ, Phipps WR, et al. Effects of soy protein and isoflavones on circulating hormone concentrations in pre- and post-menopausal women: a systematic review and meta-analysis. Hum Reprod Update. 2009;15(4):423–40.

9. Hovdenak N, Haram K. Influence of mineral and vitamin supplements on pregnancy outcome. Eur J Obstet Gynecol Reprod Biol. 2012;164(2):127–32.

10. Kechagias KS, Katsikas Triantafyllidis K, Kyriakidou M, Giannos P, Kalliala I, Veroniki AA, et al. The relation between caffeine consumption and endometriosis: An updated systematic review and meta-analysis. Nutrients. 2021;13(10):3457.

11. Mason JK, Thompson LU. Flaxseed and its lignan and oil components: can they play a role in reducing the risk of and improving the treatment of breast cancer? Appl Physiol Nutr Metab. 2014;39(6):663–78.

12. Miller RK, Hendrickx AG, Mills JL, Hummler H, Wiegand UW. Periconceptional vitamin A use: how much is teratogenic? Reprod Toxicol. 1998;12(1):75–88.

13. Mohanty SS, Sahoo CR, Padhy RN. Role of hormone receptors and HER2 as prospective molecular markers for breast cancer: An update. Genes Dis. 2022;9(3):648–58.

14. Park YC, Lim JD, Kim JB, Lee SD. Review of Red Ginseng in terms of Mechanisms for Pharmacodynamics and Toxicity. J Korean Oriental Med. 2012. 33(3):200-30.

15. Satpathi S, Gaurkar SS, Potdukhe A, Wanjari MB. Unveiling the role of hormonal imbalance in breast cancer development: A comprehensive review. Cureus. 2023;15(7):e41737.

16. Szczuko M, Kikut J, Komorniak N, Bilicki J, Celewicz Z, Zi tek M. The role of arachidonic and linoleic acid derivatives in pathological pregnancies and the human reproduction process. Int J Mol Sci. 2020;21(24):9628.

17. Takenaka T, Nagano M, Yamashita K, Kikuchi K. Flaxseed oil stimulates gynecomastia. BMJ Case Rep. 2020;13(12):e237948.

18. Yang Q, Ciebiera M, Bariani MV, Ali M, Elkafas H, Boyer TG, et al. Comprehensive review of uterine fibroids: Developmental origin, pathogenesis, and treatment. Endocr Rev. 2022;43(4):678–719.

19. Zhu H, You J, Wen Y, Jia L, Gao F, Ganesan K, et al. Tumorigenic risk of Angelica sinensis on ER-positive breast cancer growth through ER-induced stemness in vitro and in vivo. J Ethnopharmacol. 2021;280(114415):114415.

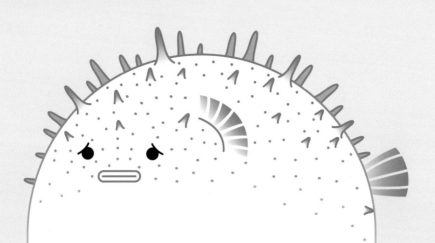

암과 영양제

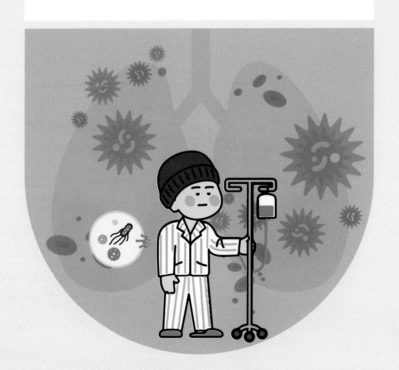

암과 영양제

- ※ **셀레늄**(Selenium, Se)
- ※ **비타민 D** (Cholecalciferol, Ergocalciferol)
- ※ **비타민 C** (Ascorbic acid)
- ※ **비타민 E** (Tocopherol)
- ※ **카로티노이드**(Carotenoids)
- ※ **아연**(Zinc, Zn)
- ※ **엽산**(Folate)

영양학적 요인은 암 예방과 암 환자의 관리에 매우 중요합니다. 균형 잡힌 식단은 암 예방에 도움을 주며, 암 환자는 치료와 회복 과정에서 체중 감소와 영양 결핍에 주의해야 합니다. 또한 대장암이나 유방암과 같은 일부 암종에서는 체중 증가에도 주의가 필요합니다. 그렇다면 특정 영양소 단일 성분이 암의 예방 혹은 치료에 도움이 될 수 있을까요? 아직까지 이 부분은 논란의 여지가 있습니다. 이는 개인의 영양 상태, 섭취 균형, 건강 상태 그리고 유전적 요인에 따른 영양소 대사가 다를 수 있기 때문입니다. 영양소 섭취와 건강 간의 관계는 비선형적으로, 영양소 부족은 건강에 해롭고 적절한 섭취는 건강 증진에 유익하지만, 과도한 섭취는 오히려 해로울 수 있습니다. 실험적으로 암 예방에 도움이 되는 것으로 알려진 영양소도 보충제 섭취로는 의미가 없거나 오히려 유해하다는 결론이 나오기도 합니다. 따라서 암 예방을 위해서는 단일 영양소에 의존하기보다는 균형 잡힌 식단을 유지하는 것이 중요하며, 영양 보충제의 과도한 섭취에 주의해야 합니다.

암 예방에 있어 영양소의 역할과 영양제의 한계

식이 섭취를 통해 암 예방에 기여하는 것으로 알려진 셀레늄, 비타민 D, 비타민 C, 비타민 E, 카로티노이드, 엽산과 같은 영양소들은 보충제 형태로 섭취할 경우 그 효과를 입증하지 못했습니다. 이러한 영양소들은 산화적 스트레스로부터 세포를 보호하고, 세포의 분화 및 성장을 촉진하며, 면역 체계를 강화하지만, 보충제로는 식단을 통한 자연적인 섭취의 이점을 제공하지 못합니다.

과다한 영양제 복용에 따른 암 위험

과다한 영양제 복용은 오히려 암 위험을 증가시킬 수 있습니다. 셀레늄, 베타카로틴, 루테인, 아연의 과다 섭취는 특정 암의 발생 위험을 높일 수 있습니다. 예를 들어, 베타카로틴과 루테인은 폐암과 관련이 있으며, 아연은 전립선암과 연관될 수 있습니다. 또한, 과도한 비타민 E 섭취는 암 위험을 증가시키고, 암 환자의 사망률 및 재발률을 높일 수 있습니다. 엽산과 DHEA (dehydroepiandrosterone)의 고용량 보충 역시 전립선암 및 호르몬 민감성 암 위험을 증가시킬 수 있습니다. 따라서 보충제의 사용은 용량과 기간을 신중하게 고려해야 합니다.

❂ 셀레늄(Selenium, Se)

셀레늄은 글루타티온 과산화효소(glutathione peroxidase)의 구성요소로서, 산화적 손상으로부터 세포를 보호하고, 면역 반응을 조절하며, 조직의 수리 및 암 발생과 관련된 세포 조절 경로에서 중요한 역할을 하는 필수 미량 원소입니다. 실험적 연구에서 셀레늄은 글루타티온 과산화효소 활성을 증가시켜 산화적 스트레스를 줄이고 세포의 DNA 손상을 감소시키는 방식으로 암 예방 효과를 나타낼 것으로 기대되고 있습니다.

그러나, 임상 연구에서 셀레늄의 암 예방 효과는 혈중 농도에 따라 달라졌습니다. 혈중 셀레늄 수준이 낮을 경우, 셀레늄 섭취가 암 예방에 도움이 되었지만, 혈중 농도가 높은 경우 이러한 효과가 관찰되지 않았습니다. 메타 분석 연구에 따르면, 식이를 통한 셀레늄 섭취가 암 위험을 줄이는 경향이 있으나, 보충제 형태로의 섭취는 이러한 효과를 나타내지 않았다고 지적합니다. 특히 혈중 셀레늄 수준이 높은 참가자들에서는 셀레늄 보충이 암 발생률을 증가시킬 수 있습니다.

따라서 셀레늄이 결핍되지 않도록 식이 섭취를 통한 관리가 중요하지만, 결핍되지 않은 상태에서 셀레늄 보충제를 사용하는 것은 오히려 해가 될 수 있습니다. 셀레늄 보충제가 암 예방에 효과가 없는 이유 중 하나는 음식을 통한 섭취와 보충제로의 섭취가 생체 이용성과 흡수율 면에서 다르기 때문입니다.

셀레늄(Selenium, Se)

☑ **기능**　　유해산소로부터 세포를 보호하는 데 필요
☑ **일일 섭취량**　　16.5~135 μg
☑ **상한 섭취량**　　성인 400 μg
☑ **사용목적**　　면역력 강화, 심혈관계 건강 증진, 암의 예방 및 치료
☑ **주의**　　과다 섭취 주의(소화기 장애, 피로감, 신경 손상, 암 위험 증가)

또한, 셀레늄은 일일 권장섭취량(55 μg)과 상한섭취량(400 μg) 사이의 범위가 좁은 편으로, 보조제 사용 시 상한 섭취량을 초과하지 않도록 주의해야 합니다. 과도한 셀레늄 섭취는 항산화 효과를 감소시키고 독성을 유발할 수 있습니다. 암 예방을 위해 셀레늄 보충제 사용을 고려할 때는 현재의 셀레늄 섭취량과 결핍 상태를 확인하고, 과다 섭취의 위험을 고려하여 적절한 용량을 결정하는 것이 중요합니다.

🔵 비타민 D (Cholecalciferol, Ergocalciferol)

비타민 D는 햇볕에 노출될 때 주로 피부에서 생성되는 지용성 비타민으로, 주로 동물성 식품에서 발견되고, 햇빛에 노출되어 체내 합성이 되기도 하는 비타민 D3 (cholecalciferol)와 식물성 식품에서 발견되는 비타민 D2 (ergocalciferol) 등이 있습니다. 주된 역할은 칼슘과 인의 흡수를 조절하는 것으로, 골다공증 같은 뼈 질환의 예방과 치료에 중요한 역할을 합니다. 또한 면역 체계 기능에 영향을 미쳐 면역 세포의 성장과 발달에 필수적이며, 감염 방어력을 증가시킵니다. 이는 심장 질환, 다발성 경화증, 일부 암종 예방에 도

비타민 D (Cholecalciferol, Ergocalciferol)

☑ 기능	(가) 칼슘과 인이 흡수되고 이용되는 데 필요
	(나) 뼈의 형성과 유지에 필요
	(다) 골다공증 발생 위험 감소에 도움을 줌
☑ 일일 섭취량	3~10 μg (120~400 IU)
☑ 상한 섭취량	성인 100 μg
☑ 사용목적	골다공증, 비타민 D 결핍 예방, 면역력 강화
☑ 주의	신장결석 및 신장 질환, 간 질환자 주의, 과다 섭취 주의(고칼슘혈증, 소화기장애)

움이 될 수 있습니다. 특히 비타민 D는 세포 분화에 영향을 미치고, 세포 증식, 성장, 침입, 혈관 신생 및 전이를 감소시킴으로써 다양한 세포 유형에서 항암 효과가 있다는 것이 알려져 있습니다.

그러나 현재까지의 임상 연구에 따르면, 혈중 25(OH)D 수치가 낮은 경우 대장암 발병률이 높은 반면, 비타민 D 보충을 받은 여성과 위약을 받은 여성 사이에서 대장암 발생률에 차이가 없었습니다. 또한, 19개의 무작위 대조 실험(randomized controlled trials, RCT)을 분석한 메타 분석 결과에서도 비타민 D 보충이 암 예방 효과를 보여주지 못했습니다. 현재까지의 연구들은 비타민 D 결핍 상태를 예방하는 것이 중요하지만, 이미 적절한 수준의 비타민 D를 유지하고 있다면 추가적인 보충제 섭취는 암 예방에 의미를 갖지 않는다는 것을 보여줍니다. 비타민 D 보충제가 암 예방에 유의미한 효과를 보이지 않는 이유는 암 발생이 비타민 D 수준에만 국한되지 않기 때문입니다. 암은 유전적 요인, 환경적 요인, 생활 습관 등 다양한 복합적인 요인들에 의해 영향을 받습니다. 이러한 상호작용은 암 예방에 있어 비타민 D 보충제의 역할을 제한적으로 만들 수 있습니다. 결국, 비타민 D 보충제의 사용은 개인의 건강 상태와 필요에 따라 신중히 고려되어야 하며, 모든 상황에 일률적으로 적용될 수는 없습니다.

◉ 비타민 C (Ascorbic acid)

(비타민 C에 대한 설명은 67페이지 참고)

비타민 C는 항산화 작용을 하는 수용성 비타민으로 면역 체계 강화, 콜라겐 생성 촉진, 히알루로니다아제 억제, 자유 라디칼 손상 예방, 발암 물질 중화 등 다양한 건강상의 이점을 제공합니다. 이러한 작용 기전을 바탕으로, 세포 수준의 연구에서는 비타민 C가 암 세포의 성장과 전이를 억제하고 종양 환경에 영향을 미쳐 암 진행을 방지할 가능성이 있음을 보여주고 있습니다. 그러나 이러한 연구 결과가 임상 연구에서는 입증되지 않아, 인체 내에서 비타민 C가 동일한 항암 효과를 보인다고 결론을 내리기에는 어려움이 있습니다.

또한 비타민 C를 고용량으로 정맥 주사하는 경우, 일부 임상 연구에서는 암 치료에 긍정적인 결과를 보인 반면, 경구 복용을 통한 고용량 비타민 C 섭취에서는 항암 효과가 입증되지 않았습니다. 이 차이는 정맥 투여를 통해 혈액 내에 높은 농도의 비타민 C를 직접 공급할 수 있기 때문이며, 경구 섭취로는 같은 농도를 달성하기 어렵기 때문으로 생각됩니다.

고용량 비타민 C의 항암 효과 기전은 일반적인 항산화 작용과는 다릅니다. 고용량 비타민 C는 암 세포 내에서 과도한 반응성 산소종(reactive oxygen species, ROS)을 생성하여 산화적 손상을 유발하고, 이로 인해 세포 사멸을 촉진합니다. 정상 세포는 산화적 스트레스에 대한 방어 메커니즘을 갖추고 있지만, 이미 산화적 스트레스 상태에 있는 암 세포는 이에 더욱 취약합니다. 따라서 고농도 비타민 C는 주로 암 세포를 표적으로 하여 특별한 항암 효과를 발휘할 수 있습니다. 그러나 비타민 C 주사제는 vincristine, doxorubicin, methotrexate, cisplatin, imatinib 등 일부 항암제의 효과를 감소시킬 수 있으므로, 암 치료 시에는 주의가 필요합니다.

⑤ 비타민 E (Tocopherol)

(비타민 E에 대한 설명은 28페이지 참고)

비타민 E는 지용성 비타민으로, 산화적 스트레스로부터 세포를 보호하고 세포의 성장과 분화를 조절하는 데 중요한 역할을 합니다. 이러한 특성 때문에 세포 수준에서 수행된 실험 연구들은 비타민 E가 암 예방에 효과가 있을 수 있다고 제시합니다. 그러나, 대규모 인체 대상 연구인 SELECT (selenium and vitamin E cancer prevention trial) 연구 결과는 이러한 기대와 달랐습니다. 이 연구에서는 셀레늄과 비타민 E 보충제가 전립선암의 위험을 감소시키지 않았으며, 특히 비타민 E 보충제는 전립선암 위험을 증가시켰다는 결과를 보여주었습니다. 또한, 두경부암 환자들에게 비타민 E 보충제를 투여한 결과, 사망률과 재발률이 증가했다는 보고도 있었습니다.

이러한 연구 결과는 상한 섭취량을 초과하지 않는 400 IU 이내의 표준 용량에서도 비타민 E 보충제가 부작용을 일으킬 수 있음을 보여줍니다. 비타민 E는 체내에서 항산화제로 작용하지만, 보충제를 통한 과다 섭취는 오히려 체내의 균형을 방해하고 세포에 해로운 영향을 미칠 수 있습니다. 이는 보충제를 통한 영양소 섭취가 항상 이로운 것만은 아니며, 특히 암 예방 및 치료와 관련하여 보충제 사용에 대해 더 신중한 접근이 필요함을 시사합니다.

🔵 카로티노이드(Carotenoids)

(카로티노이드에 대한 설명은 22페이지 참고)

카로티노이드는 천연 색소로 산화적 스트레스로부터 세포를 보호하는 역할을 합니다. 대표적인 카로티노이드로는 베타카로틴, 루테인, 라이코펜, 지아잔틴 등이 있으며, 이들은 항산화 특성, 암세포 성장 억제 및 세포 사멸 유도, 세포 성장 및 유전자 발현 조절, 면역 반응 조절을 통해 암 예방에 기여할 수 있습니다.

역학 연구에서는 카로테노이드가 풍부한 식단은 유방암, 자궁경부암, 난소암, 대장암 등의 위험 감소와 연관되어 있음을 보여줍니다. 그러나 영양제 형태의 카로티노이드 섭취는 식단을 통한 섭취와는 다른 결과를 나타냈습니다. 특히 장기간 베타카로틴 보충제의 섭취는 폐암, 위암, 전립선암 발생률을 증가시키고, 전립선암 환자의 사망률을 높였습니다. 루테인 보충제의 장기 사용은 발암 가능성을 시사하며, 특히 폐암 발병과 유의미한 상관관계가 있음이 확인되었습니다.

이러한 연구 결과를 토대로 카로티노이드를 섭취할 때는 영양제보다 건강한 식단을 통한 자연적인 섭취가 권장됩니다. 장기간에 걸친 보충제 사용은 더욱 주의가 필요하며, 이들은 산화-환원 반응의 균형을 방해하여 부정적인 영향을 미칠 수 있습니다. 특히 흡연자나 석면 노출자는 이러한 카로티노이드 계열의 보충제 복용 시 위험도가 더욱 증가할 수 있으므로 주의가 필요합니다.

🍥 아연(Zinc, Zn)

(아연에 대한 설명은 185페이지 참고)

아연은 에너지 대사, 면역 체계의 정상화, 세포 성장 및 복구, 단백질 합성, 호르몬 균형 유지에 필수적인 미량 영양소입니다. 아연은 전립선액의 중요한 구성 요소로, 성 호르몬 대사에 중요한 영향을 미쳐 전립선 세포에 필수적입니다. 특히 전립선암 세포에서는 아연 수준이 정상 세포에 비해 낮게 나타나, 이를 토대로 아연 보충이 전립선암 예방 및 치료에 도움이 될 것이라는 기대가 있었습니다. 그러나 연구 결과에 따르면, 아연 보충은 암 위험을 오히려 증가시키는 결과를 보여주었습니다. 하루에 75 mg 이상의 아연을 섭취하거나, 10~15년 이상 장기간 아연을 보충할 경우 전립선암의 위험이 약 1.9배 증가할 수 있습니다.

즉, 아연 결핍은 전립선암의 위험이 증가할 수 있으나, 아연 섭취가 충분한 상태에서는 아연 보충제가 오히려 해로울 수 있습니다. 아연은 텔로미어 길이를 유지하는 텔로머라제의 활동을 증가시키고, 인슐린 유사 성장 인자-I 수용체 및 상피 성장 인자 수용체와 같은 신호 경로를 활성화할 수 있습니다. 이러한 경로들은 암 발달에 기여할 수 있는데, 이는 과도한 아연 섭취가 암 위험을 증가시킬 수 있음을 시사합니다. 따라서 성인 남성들은 특히 아연 보충제의 과도한 사용에 주의해야 합니다.

🍥 엽산(Folate)

엽산은 수용성 비타민으로 인체 내 필수적인 생화학적 경로인 1-탄소 대사에서 중요한 역할을 합니다. 이 과정은 단일 탄소 단위를 다양한 생체 분자에 전달하는데, 이는 DNA와 RNA의 합성, 아미노산의 생성, 그리고 메틸기의 전달과 수정에 핵심적입니다. 엽산은 메틸기를 전달하며 변형되고, 이 메틸화 과정은 DNA의 합성 및 수리와 유전자 발현을 조절하는 데 필수적입니다. 또한, 엽산은 혈액 내 호모시스테인 수치를 낮추는 데에도 중요한 역할을 하며, 이는 심혈관 건강 유지에 도움을 줍니다. 따라서 엽산의 적절한 섭취는 세포의 정상적인 분열과 성장에 필수적이며, 특히 임신 중 신경관 결함 예방에 중요한 역할을 합니다. 그러나 엽산의 과다 섭취는 소화 장애, 수면 문제, 행동 변화, 피부 반응 등의 부작용을 일으킬 수 있으며, 비타민 B_{12} 결핍을 가릴 수 있어 신경 손상을 유발할 위험이 있습니다.

이처럼 엽산은 DNA 합성에 관여하기 때문에, 엽산과 암 발생에 대한 연구가 활발히 이루어져 왔습니다. 엽산 섭취와 암 예방에 관한 연구들은 식단을 통한 적절한 엽산 섭취가 특히 대장암 예방에 효과적일 수 있다는 가능성을 보여줍니다. 그러나 엽산 보충제의 효과에 대해서는 여전히 논란이 있습니다. 메타분석 연구에 따르면, 식단을 통한 충분한 엽산 섭취는 췌장암에 대한 보호 효과가 있는 것으로 나타났지만, 보조제를 포함한 총 엽산 섭취의 증가는 암 예방 효과를 보이지 못했습니다. 일부 연구에서는 고용량의 엽산 보충제 섭취가 암, 특히 전립선암의 위험을 증가시킬 수 있다고 보고되었습니다. 추적 조

엽산(Folate)

☑ 기능	(가) 세포와 혈액생성에 필요
	(나) 태아 신경관의 정상 발달에 필요
	(다) 혈액의 호모시스테인 수준을 정상으로 유지하는 데 필요
	(라) 신경전달 물질의 합성에 관여
☑ 일일 섭취량	120~400 μg
☑ 상한 섭취량	성인 1,000 μg
☑ 사용목적	심혈관계 건강 증진, 신생아 신경관 결손 예방
☑ 주의	과다 섭취 주의(소화기 장애, 신경계 부작용, 암 위험 증가)

사 결과, 하루 1 mg의 엽산을 보충한 사람들이 대장 선종 및 전립선암의 더 높은 발병률을 보였습니다. 이는 고용량의 엽산 보충이 1-탄소 대사의 균형을 방해하고, 결과적으로 신생암 세포의 성장을 촉진하기 때문으로 생각됩니다. 고용량의 엽산 보충은 1-탄소 대사에서 중요한 역할을 하는 디하이드로 엽산 (dihydrofolate, DHF)의 축적을 초래하여 항상성을 방해할 수 있습니다. 또한, 실험 연구를 통해 대장암 세포가 엽산에 노출되었을 때 세포 분화의 표지자가 감소하고 세포 회전율이 증가하는 것이 관찰되었는데, 이는 고용량의 엽산이 신생암 세포의 발달을 촉진할 수 있음을 보여줍니다.

이러한 연구 결과들은 엽산 결핍을 예방하는 것이 중요함을 강조하면서도, 보충제를 통한 과도한 엽산 섭취가 암 예방에 도움이 되지 않을 뿐 아니라 해로울 수 있음을 시사합니다.

DHEA (Dehydroepiandrosterone)

DHEA (dehydroepiandrosterone)는 인체에서 자연적으로 생성되는 스테로이드 호르몬으로 나이가 들면서 그 수준이 감소합니다. 때때로 이 호르몬은 노화 방지나 기타 건강상의 이유로 보충제 형태로 섭취되기도 하지만, DHEA 보충제는 일반 비타민이나 미네랄과 달리 특정 호르몬 수준에 영향을 미칠 수 있으며, 이로 인한 호르몬 수준의 변화가 다양한 호르몬 민감성 암, 특히 유방암과 전립선 암에 영향을 미칠 수 있습니다. 특히 폐경 후 여성에서 DHEA 보충제 섭취와 유방암 위험 사이에 양의 상관관계가 보고되었습니다. 이는 DHEA가 안드로겐 대사물질과 생체 이용 가능한 에스트로겐 수준을 증가시키는 기전으로 인해 발생하는 것으로 추정됩니다. 따라서 DHEA 보충제는 일반적인 건강 유지용 영양 보충제보다 더 신중한 접근이 필요합니다. 한국에서는 호르몬 변화와 다양한 부작용을 이유로 DHEA 보충제를 건강기능식품이나 영양제로 허가하지 않고 있습니다. 그럼에도 불구하고 해외에서 이를 구매하여 복용하는 경우가 있습니다. DHEA의 사용 결정은 개인의 건강 상태와 잠재적 위험을 고려하여 반드시 의료인의 조언을 따라야 합니다.

암 예방과 치료에서 영양소의 역할은 유전적 다형성과 영양소 섭취의 균형에 따라 복잡하고 다양한 결과를 초래할 수 있습니다. 예를 들어, MnSOD (manganese superoxide dismutase) 유전자의 다형성을 지닌 사람들, 특히 이 유전자의 동형 접합 변이를 지닌 남성의 경우는 혈중 항산화제 수준에 따라 암 발병률이 최대 10배까지 차이 날 수 있습니다. 이는 해당 유전자 변이를 지닌 사람들이 항산화제에 더 민감할 수 있으며, 따라서 이들에게 항산화제가 특히 유익할 가능성이 있음을 의미합니다. 또한, MTHFR (methylenetetrahydrofolate reductase) 유전자에 변이가 있으면, 이로 인해 해당 효소의 활동이 줄어들어 DNA를 만들고 수리하는 데 필요한 티미딜레이트와 퓨린의 합성에 중요한 역할을 하는 엽산의 대사가 비효율적으로 이루어질 수 있습니다. 이는 엽산이 DNA 합성에 관여하는 과정을 방해하여 DNA의 정상적인 기능에 문제를 일으킬 수 있습니다. 이러한 변화는 암 발병 위험에 영향을 미칠 수 있으며, 특히 MTHFR 변이를 가진 사람들은 엽산 섭취가 부족할 경우 대장암 발병 위험이 증가할 수 있습니다. 이는 엽산 섭취가 해당 유전 변이를 지닌 사람들에게 더 중요할 수 있음을 의미하며, 이 경우에는 엽산의 추가적인 섭취가 유익할 수 있습니다.

따라서 암과 영양소의 관계를 단순히 섭취량만으로 판단하기는 어렵습니다. 유전적 다양성에 따라 영양소의 영향이 달라질 수 있기 때문입니다. 또한 암 발병 위험은 유전, 전반적인 생활 습관, 건강 상태 등과 같은 다양하고 복합적인 요인들의 상호작용에 의해 결정됩니다. 이는 영양 이외에도 다양한 요소를 고려해야 함을 의미합니다.

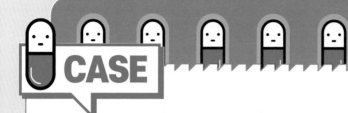

50대 남성 환자분이 위암 3기로 진단받고 현재 항암 치료를 받고 있습니다. 치료 과정에서 오심, 구토와 같은 소화기계 부작용을 경험하고 있으며, 이러한 부작용들로 인해 식욕이 감소하고 식사량이 줄어들어 체중 감소가 발생하고 있습니다.

어떤 영양제를 추천할 수 있을까요?

현재 항암 치료를 받고 있는 상황에서 영양제 섭취는 건강 개선을 목적으로 하기보다는 식사로 충분히 섭취하기 어려운 영양소의 결핍을 보충하는 데 중점을 두는 것이 적절합니다. 식사량 감소로 인한 단백질 결핍을 해결하기 위해, 단백질 보충제나 고단백 음료의 섭취가 유용할 수 있습니다. 단백질은 체력 유지 및 회복에 필수적이므로, 항암 치료를 받는 환자에게 특히 중요합니다. 종합 비타민과 미네랄 보충제는 전반적인 영양 상태 유지에 도움이 될 수 있으나, 특정 비타민과 미네랄—특히 항산화제(비타민 C, 비타민 E, 베타카로틴), 철분, 셀레늄은 경우에 따라 항암 치료 효과를 감소시킬 수 있습니다. 따라서 항암 치료 중에는 정확한 영양 상태 평가를 받고, 보충제 섭취는 전문가와 상의하는 것이 필수적입니다.

Q&A

Q1 암 환자로서 특별히 복용해야 하는 영양제가 있을까요?

암 환자에게 적절한 영양 관리는 매우 중요하며, 각 환자의 상황과 치료 과정에 따라 맞춤화된 접근이 필요합니다. 일반적으로 암 환자는 근육량을 유지하고 면역 체계를 강화하기 위해 충분한 단백질을 섭취해야 합니다. 영양 상태가 저조한 경우, 종합 비타민과 같은 영양제가 도움이 될 수 있고, 비타민 D 부족을 예방하는 것이 중요하지만, 무분별한 영양제 섭취는 피해야 합니다. 예를 들어, 항산화 영양제는 일부 항암 치료와 상호작용하여 효과를 약화시킬 수 있고, 고용량의 일부 영양제는 암의 진행을 촉진할 수 있습니다.

Q2 암 환자가 장기적으로 영양제를 복용해도 안전할까요?

암 환자가 영양제를 장기적으로 복용할 경우, 영양제의 잠재적 독성과 암 치료제와의 상호작용을 주의해야 합니다. 특히 고용량의 지용성 비타민은 간과 신장에 독성을 유발할 수 있고, 항산화제는 치료 효과를 저하시킬 수 있습니다. 영양제의 과다 섭취는 건강 위험을 증가시키며, 특히 DNA 전사에 관여하는 영양소는 암 세포의 성장을 촉진하거나 치료에 부정적인 영향을 미칠 수 있습니다. 따라서 암 환자는 건강 상태와 치료 경과에 따라 영양제 섭취를 신중하게 결정해야 하며, 전문가의 조언을 구하는 것이 필수적입니다.

Q3 암에 대한 가족력이 있는 경우, 암 예방을 위해 복용해야 할 영양제가 있을까요?

암 예방에 있어 가족력을 고려한 영양 관리의 중요성은 인정되지만, 특정 영양제에만 집중하기보다는 건강한 식습관과 생활 방식을 유지하는 것이 더욱 중요합니다. 균형 잡힌 식단을 통해 필요한 영양소를 섭취하며, 포화 지방과 트랜스 지방의 섭취를 줄이고, 식이 섬유가 풍부한 음식을 많이 먹으며, 알코올 섭취를 제한해야 합니다. 또한, 규칙적인 신체 활동과 건강한 체중을 유지하는 것도 암 위험을 감소시키는 데 도움이 됩니다. 현재까지는 식이 섭취가 아닌 특정 영양제 복용이 암 예방에 효과적이라는 명확한 근거는 부족합니다.

한번에 정리하기

기능	사용목적	주의사항

셀레늄(Selenium, Se)

기능	사용목적	주의사항
• 항산화 작용	• 면역력 강화 • 심혈관계 건강 증진 • 암 예방 및 치료	• 과다 섭취 주의(소화기 장애, 피로감, 신경 손상, 암 위험 증가)

비타민 D (Cholecalciferol, Ergocalciferol)

기능	사용목적	주의사항
• 칼슘 흡수 조절 • 뼈의 형성 • 면역 체계 강화	• 골다공증 • 비타민 D 결핍 예방 • 면역력 강화	• 신장결석 및 신장 질환, 간 질환자 주의 • 알츠하이머 진행에 영향 • 과다 섭취 주의(고칼슘혈증, 소화기 장애)

비타민 C (Ascorbic acid)

기능	사용목적	주의사항
• 결합조직 형성 • 항산화 작용	• 기관지염, 면역력 강화 • 심혈관계 건강 증진 • 상처 회복	• 과다 섭취 주의(속쓰림, 신장 결석)

비타민 E (Tocopherol)

기능	사용목적	주의사항
• 항산화 작용 • 항응고 작용	• 심혈관계 건강 증진 • 면역력 강화 • 피부 건강	• 흡연자 주의(출혈 위험 증가) • 항응고제 복용 시 주의 • 에스트로겐 의존성 질환 시 주의 • 과다 섭취 주의(출혈 위험 증가)

카로티노이드(Carotenoids)

기능	사용목적	주의사항
• 항산화 및 항염증 작용	• 눈 건강	• 흡연자 주의(폐암 발생) • 장기 복용 주의(폐암 발생)

아연(Zinc, Zn)

기능	사용목적	주의사항
• 에너지 대사 • 세포 성장 • 단백질 합성 • 호르몬 균형	• 면역력 강화 • 전립선 건강 • 신체 성장 지원	• 과다 섭취 주의(소화기 장애, 구리결핍으로 인한 신경손상, 피로감, 전립선암 위험 증가)

엽산(Folate)

기능	사용목적	주의사항
• 혈액 생성 • DNA 합성 및 수리 • 신경전달물질 합성	• 심혈관계 건강 증진 • 빈혈 • 신생아 신경관 결손 예방	• 암 환자 주의 • 과다 섭취 주의(소화기 장애, 신경계 부작용, 암 위험 증가)

암과 영양제

생각해 볼 문제

유전적 다형성과 개인 맞춤형 영양: MTHFR 유전자 변이의 사례 연구

최근 몇 년 동안 유전학과 영양학이 결합한 연구 분야가 크게 발전하고 있습니다. 특히 MTHFR (methylenetetrahydrofolate reductase) 유전자의 677C > T 변이[677C > T 변이는 MTHFR 유전자의 677번째 염기 쌍에서 시토신(C)이 티민(T)으로 치환되는 유전적 변화입니다]에 대한 연구는 개인의 건강과 영양 관리에 대한 새로운 시각을 제공하고 있습니다.

이 변이는 MTHFR 효소의 활성을 변화시켜 엽산 대사와 호모시스테인 수준에 영향을 미칩니다. MTHFR 효소는 엽산을 이용하여 DNA 합성을 촉진하거나 호모시스테인을 메틸화하는 데 중요한 역할을 합니다. MTHFR 다형성은 이 효소의 활동을 변화시켜 엽산 분포에 영향을 줍니다. 특히, 비정상적인

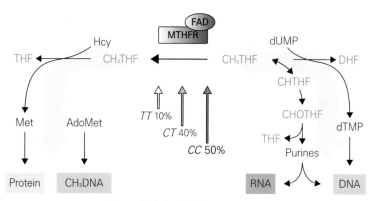

MTHFR 유전자 변이와 엽산 대사 경로

MTHFR 효소는 엽산(THF)을 활용해 DNA 합성에 필요한 메틸 그룹(CH₃)을 제공하며, 이 효소의 활성은 유전적 변이에 의해 다양해질 수 있습니다. TT 변이는 MTHFR의 활성을 감소시켜 엽산 대사 관련 질환의 위험을 증가시킬 수 있습니다.

- AdoMet, S-adenosylmethionine; CHOTHF, formyltetrahydrofolate; CHTHF, methenyltetrahydrofolate; CH₂THF, 5,10-methylenetetrahydrofolate; CH₃DNA, methylated DNA; CH₃THF, 5-methyltetrahydrofolate; DHF, dihydrofolate; dTMP, deoxythymidine 5′-monophosphate; dUMP, deoxyuridine 5′-monophosphate; FAD, flavine adenine dinucleotide; Hcy, homocysteine; Met, methionine; THF, tetrahydrofolate.
- CC와 TT는 동형 접합 유전자형이며, CT는 이형 접합 유전자형입니다.

엽산 수준에서 TT 유전자형은 높은 호모시스테인 농도와 관련되어 신경관 결함과 대장암, 대장 선종의 위험을 증가시킬 수 있습니다. 이때, TT 유전자형은 적절한 엽산 섭취 시 대장 선종의 위험을 감소시킬 수 있습니다.

그럼에도 불구하고, MTHFR 유전자 변이가 반드시 건강 문제를 유발하는 것은 아닙니다. 유전자 변이의 영향은 식습관, 생활 방식, 환경적 요인과 같은 외부 요인과의 상호 작용을 통해 나타납니다. 이러한 연구 결과들은 영양학 분야에서 유전적 특성을 고려한 개인 맞춤형 영양 전략을 수립하는 것이 중요함을 강조하며, 개인의 유전적 프로필이 영양 요구와 보충제 선택에 중요한 영향을 미칠 수 있다는 것을 보여주고 있습니다.

1. Bairati I, Meyer F, Gélinas M, Fortin A, Nabid A, Brochet F, et al. A randomized trial of antioxidant vitamins to prevent second primary cancers in head and neck cancer patients. J Natl Cancer Inst. 2005;97(7):481–8.

2. Bairati I, Meyer F, Jobin E, Gélinas M, Fortin A, Nabid A, et al. Antioxidant vitamins supplementation and mortality: a randomized trial in head and neck cancer patients: Antioxidant Vitamins Supplementation and Mortality. Int J Cancer. 2006;119(9):2221–4.

3. Cai X, Wang C, Yu W, Fan W, Wang S, Shen N, et al. Selenium exposure and cancer risk: An updated meta-analysis and meta-regression. Sci Rep. 2016;6(1):19213.

4. Cole BF, Baron JA, Sandler RS, Haile RW, Ahnen DJ, Bresalier RS, et al. Folic acid for the prevention of colorectal adenomas: a randomized clinical trial: A randomized clinical trial. JAMA. 2007;297(21):2351–9.

5. Duffield-Lillico AJ, Reid ME, Turnbull BW, Combs GF Jr, Slate EH, Fischbach LA, et al. Baseline characteristics and the effect of selenium supplementation on cancer incidence in a randomized clinical trial: a summary report of the Nutritional Prevention of Cancer Trial. Cancer Epidemiol Biomarkers Prev. 2002;11(7):630–9.

6. Fairfield K, Stampfer M. Vitamin and mineral supplements for cancer prevention: issues and evidence. Am J Clin Nutr. 2007;85(1):289S-292S.

7. González MJ, Rosario-Pérez G, Guzmán AM, Miranda-Massari JR, Duconge J, Lavergne J, et al. Mitochondria, energy and cancer: The relationship with ascorbic Acid. J Orthomol Med. 2010;25(1):29–38.

8. Klein EA, Thompson IM, Tangen CM, Crowley JJ, Lucia MS, Goodman PJ, et al. Vitamin E and the risk of prostate cancer: the Selenium and Vitamin E Cancer Prevention Trial (SELECT). JAMA. 2011;306(14):1549-56.

9. Larsson SC, Giovannucci E, Wolk A. Folate intake, MTHFR polymorphisms, and risk of esophageal, gastric, and pancreatic cancer: a meta-analysis. Gastroenterology. 2006;131(4):1271–83.

10. Li H, Kantoff PW, Giovannucci E, Leitzmann MF, Gaziano JM, Stampfer MJ, et al. Manganese superoxide dismutase polymorphism, prediagnostic antioxidant status, and risk of clinical significant prostate cancer. Cancer Res. 2005;65(6):2498–504.

11. Ma J, Stampfer MJ, Giovannucci E, Artigas C, Hunter DJ, Fuchs C, et al. Methylenetetrahydrofolate reductase polymorphism, dietary interactions, and risk of colorectal cancer. Cancer Res. 1997;57(6):1098–102.

12. Milani A, Basirnejad M, Shahbazi S, Bolhassani A. Carotenoids: biochemistry, pharmacology and treatment: Carotenoids: pharmacology and treatment. Br J Pharmacol. 2017;174(11):1290–324.

13. O'Connor EA, Evans CV, Ivlev I, Rushkin MC, Thomas RG, Martin A, et al. Vitamin and mineral supplements for the primary prevention of cardiovascular disease and cancer: Updated evidence report and systematic review for the US Preventive Services Task Force: Updated evidence report and systematic review for the US preventive services task force. JAMA. 2022;327(23):2334–47.

14. Pellis L, Dommels Y, Venema D, van Polanen A, Lips E, Baykus H, et al. High folic acid increases cell turnover and lowers differentiation and iron content in human HT29 colon cancer cells. Br J Nutr. 2008;99(4):703–8.

15. Ronis MJJ, Pedersen KB, Watt J. Adverse effects of nutraceuticals and dietary supplements. Annu Rev Pharmacol Toxicol. 2018;58:583–601.

16. Salas S, Cottet V, Dossus L, Fassier P, Ginhac J, Latino-Martel P, et al. Nutritional factors during and after cancer: Impacts on survival and quality of life. Nutrients. 2022;14(14):2958.

17. Satia JA, Littman A, Slatore CG, Galanko JA, White E. Long-term use of beta-carotene, retinol, lycopene, and lutein supplements and lung cancer risk: results from the VITamins And Lifestyle (VITAL) study. Am J Epidemiol. 2009;169(7):815-28.

18. Stevens VL, McCullough ML, Sun J, Jacobs EJ, Campbell PT, Gapstur SM. High levels of folate from supplements and fortification are not associated with increased risk of colorectal cancer. Gastroenterology. 2011;141(1):98–105, 105.e1.

19. Stoll BA. Dietary supplements of dehydroepiandrosterone in relation to breast cancer risk. Eur J Clin Nutr. 1999;53(10):771–5.

20. Ueland PM, Hustad S, Schneede J, Refsum H, Vollset SE. Biological and clinical implications of the MTHFR C677T polymorphism. Trends Pharmacol Sci. 2001;22(4):195–201.

21. van Gorkom GNY, Lookermans EL, Van Elssen CHMJ, Bos GMJ. The effect of vitamin C (ascorbic acid) in the treatment of patients with cancer: A systematic review. Nutrients. 2019;11(5):977.

22. Wactawski-Wende J, Kotchen JM, Anderson GL, Assaf AR, Brunner RL, O???Sullivan MJ, et al. Calcium plus vitamin D supplementation and the risk of colorectal cancer. Obstet Gynecol Surv. 2006;61(6):389–90.

23. Zhang Y, Coogan P, Palmer JR, Strom BL, Rosenberg L. Vitamin and mineral use and risk of prostate cancer: the case-control surveillance study. Cancer Causes Control. 2009;20(5):691–8.

24. Zhang Y, Song M, Mucci LA, Giovannucci EL. Zinc supplement use and risk of aggressive prostate cancer: a 30-year follow-up study. Eur J Epidemiol. 2022;37(12):1251–60.

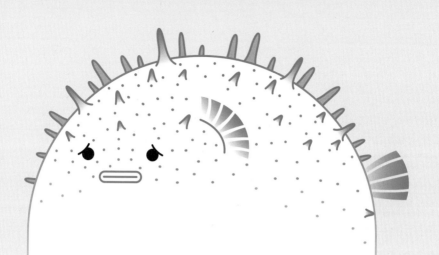

신장 건강과
영양제

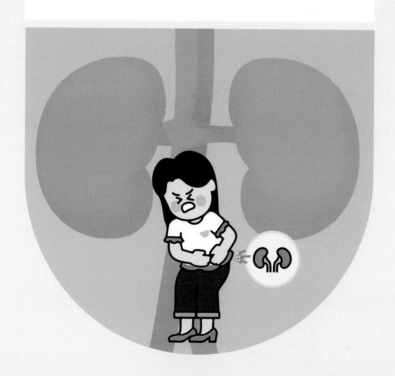

신장 건강과 영양제

- ✳ **비타민 C** (Ascorbic acid)
- ✳ **칼슘**(Calcium, Ca)**과 비타민 D** (Cholecalciferol, Ergocalciferol)
- ✳ **크랜베리**(Cranberry)
- ✳ **글루코사민**(Glucosamine)
- ✳ **게르마늄**(Germanium)
- ✳ **아나볼릭 스테로이드**(Anabolic steroids)
- ✳ **아르기닌**(Arginine)

신장은 우리 몸에서 노폐물과 수분을 여과하여 소변으로 배출하는 중요한 역할을 합니다. 이 과정을 통해 체내 독소를 제거하고, 수분과 전해질의 균형을 유지하며, 혈압 조절 및 적혈구 생성을 지원합니다. 손상된 신장 세포는 기능을 회복하거나 재생하는 능력이 매우 제한적이므로 신장 건강을 잘 유지하는 것은 중요한 일입니다.

과다한 영양제 섭취는 신장에 해로울 수 있습니다. 특히 일부 보충제를 과도하게 섭취할 경우 신장 결석의 위험이 증가하고, 특정 성분들은 신장 기능에 부담을 줄 수 있습니다. 신장 기능은 요소질소(blood urea nitrogen, BUN), 크레아티닌(creatinine, Cr), 그리고 사구체 여과율(estimated glomerular filtration rate, eGFR) 검사로 평가됩니다. 사구체 여과율이 감소하면 신장 기능 저하로 인해 영양소와 미네랄의 체내 조절이 제대로 이루어지지 않고 노폐물 배출도 원활하지 않게 됩니다. 따라서 사구체 여과율이 감소한 경우에는 영양제 섭취에 특히 주의가 필요합니다. 또한 고혈압이나 당뇨병과 같은 신장 질환의 위험 요소가 있는 경우에는 더욱 세심한 관리가 요구됩니다.

결석을 유발하는 영양제

식단을 통한 비타민 C 섭취는 안전하지만, 1,000 mg을 초과하는 비타민 C 보충제의 섭취는 신장 결석의 위험을 증가시킬 수 있습니다. 적절한 칼슘 섭취는 신장 결석을 예방하는 데 도움이 되지만, 보충제 형태로 과도하게 섭취하거나 비타민 D와 함께 복용할 경우 신장 결석의 위험이 더욱 높아질 수 있습니다. 크랜베리는 요로감염 예방에 도움이 되는 것으로 알려져 있지만, 요로 결석의 위험을 증가시킬 수 있어 주의가 필요합니다.

 신장에 부담을 줄 수 있는 영양제

장기간 글루코사민을 섭취할 경우 신장 기능 저하의 가능성이 있어 신장 기능 저하가 있거나 신장 질환의 위험이 있는 사람들은 글루코사민 사용 시 이를 유의해야 합니다. 게르마늄은 신장 손상을 일으킬 수 있으므로 사용 전 신중한 고려가 요구됩니다. 아나볼릭 스테로이드는 신독성을 가지고 있어 건강기능식품으로의 사용은 금지되어 있으며, 오직 의료적 목적으로만 사용되어야 합니다. 또한 아르기닌은 장기 복용 시 혹은 기저 질환이 있거나 고령자에게는 신장에 부담을 줄 수 있어 사용에 주의가 필요합니다.

◉ 비타민 C (Ascorbic acid)

(비타민 C에 대한 설명은 67페이지 참고)

비타민 C는 아스코르브산 또는 아스코르베이트 형태의 수용성 비타민으로, 항산화 작용, 콜라겐 및 카테콜아민의 형성, 카르니틴 및 펩타이드 합성에 필수적입니다. 이 비타민은 괴혈병 예방, 감기 및 상처 회복 지원, 심혈관 건강 향상, 암 예방 및 면역력 증진에 기여합니다.

그러나, 비타민 C를 과도하게 섭취할 경우 배설 과정에서 옥살산으로 변환되며, 이는 칼슘과 결합하여 신장 결석을 유발할 수 있습니다. 연구에 따르면 하루에 1,000 mg 이상의 비타민 C를 섭취하는 남성은 하루 90 mg 미만을 섭취하는 남성에 비해 신장 결석 위험이 최대 43%까지 증가할 수 있으며, 하루에 1,000 mg 이상의 비타민 C 보충제를 섭취하는 경우, 보충제를 섭취하지 않는 군에 비해 신장 결석 위험이 19% 증가하였습니다. 이 위험은 남성에게 특히 높게 나타나며, 반면 식단을 통한 비타민 C 섭취는 남녀 모두에서 신장 결석과의 유의미한 연관성이 관찰되지 않았습니다. 식품을 통해 섭취된 비타민 C는 서서히 흡수되고 다양한 자연 성분과 상호작용하는 반면, 보충제 형태로 섭취할 경우 비타민 C가 급격히 흡수되어 옥살산 수치가 빠르게 증가하기 때문입니다. 따라서 천연 식품을 통한 비타민 C 섭취가 안전하며, 고용량 보충제 형태의 섭취는 신중을 기할 필요가 있습니다.

특히 신장 결석의 과거력이 있거나 신장 기능이 저하된 사람들은 고용량의 비타민 C 섭취를 피해야 합니다. 일반 성인의 경우, 하루 권장섭취량은 100 mg으로, 이는 필요한 영양을 제공하면서 신장에 부담을 주지 않는 적절한 수준입니다. 일반적으로 건강한 성인의 경우 하루 최대 2,000 mg까지의 비타민 C 섭취는 안전하다고 알려져 있지만, 신장 결석의 과거력이 있는 경우 하루 섭취량을 500 mg 이하로 제한하는 것이 바람직합니다. 또한 신장 기능이 저하된 경우에는 하루 섭취량을 100 mg을 넘지 않도록 조절하는 것이 도움이 될 수 있습니다.

신장 건강과 영양제

칼슘(Calcium, Ca)과
비타민 D (Cholecalciferol, Ergocalciferol)

(칼슘에 대한 설명은 42페이지, 비타민 D에 대한 설명은 122페이지 참고)

칼슘은 뼈와 치아의 구조를 형성하고, 심장과 다른 근육의 수축을 돕는 등 중요한 역할을 수행합니다. 또한 신경 전달과 혈액 응고 과정에도 필수적입니다. 적절한 칼슘 섭취는 신장 결석 예방에도 중요한데, 칼슘은 인산염과 옥살레이트가 결합하는 것을 방지하는 킬레이터 역할을 합니다. 이때 충분한 칼슘이 있으면, 장에서 옥살레이트를 포획해 대변을 통해 안전하게 체외로 배출시킬 수 있습니다. 반면, 칼슘 섭취가 부족한 식단은 이러한 결합 과정을 방해하며 체내 옥살레이트 수치를 높입니다. 이는 신장에서 칼슘과 옥살레이트가 과도하게 결합하여 결석 형성 가능성을 높이며, 실제로 저칼슘 식단은 정상적인 칼슘 섭취 대비 신장 결석 위험을 50%까지 증가시킬 수 있습니다.

그러나, 칼슘 보충제와 신장 결석의 관련성은 보다 복잡합니다. 다양한 연구 결과가 일관성을 보이지 않으나, 일부 건강한 사람들에게서 칼슘 보충제가 신장 결석 위험을 증가시킬 수 있다는 연구 결과가 보고된 바 있습니다. 특히 식사와 별도로 섭취된 칼슘 보충제는 혈류를 통해 직접 신장으로 이동하며, 여기서 옥살레이트와 결합해 결석을 형성할 가능성이 높아집니다. 또한 신장 결석 병력이 있는 환자들의 경우, 칼슘 보충제는 결석의 성장률과 재발 위험을 더욱 증가시킬 수 있습니다. 특히 비타민 D와 함께 섭취할 경우 이 효과가 더욱 강화되는데, 이는 비타민 D가 장에서 칼슘의 흡수를 증가시키고, 이렇게 흡수된 칼슘의 대부분이 신장을 통해 배출되면서 옥살레이트와 결합할 기회를 높이기 때문입니다. 결과적으로, 이 과정은 신장에서 결석 형성을 촉진할 수 있습니다.

결론적으로, 식품을 통한 칼슘 섭취는 신장 결석 예방에 유리합니다. 그러나 칼슘 보충제는 특히 결석 병력이 있는 사람들에게는 신중하게 사용해야 합니다. 비타민 D와 함께 칼슘 보충제를 복용할 경우 신장 결석의 위험이 증가할 수 있으므로, 이러한 상황에서는 특별한 주의가 요구됩니다.

🔵 크랜베리(Cranberry)

크랜베리는 비타민 C가 풍부한 상록 관목으로, 요로 감염 예방, 항산화 효과, 심장 건강 증진, 면역력 강화 등 다양한 건강상의 이점을 제공합니다. 크랜베리에 함유된 프로안토시아니딘(proanthocyanidins)은 요로 세포벽에 박테리아가 부착하는 것을 방지함으로써 요로 감염을 예방하는 데 도움을 줄 수 있습니다. 그러나 크랜베리 제품, 특히 주스는 소변 내 칼슘과 옥살레이트 수준을 증가시켜 칼슘 옥살레이트 및 요산 결석 형성 위험을 높일 수 있습니다. 일부 연구에서는 크랜베리가 인산 칼슘 결석(brushite 결석)의 예방에 도움이 될 수 있다고 제시하고 있지만, 이 유형의 결석은 전체 결석 중 약 2%에 불과합니다. 따라서 주요 결석 유형인 칼슘 옥살레이트 결석에 대해서는 크랜베리가 위험 요소가 될 수 있으므로, 신장 결석 위험이 있는 사람들은 주의가 필요합니다. 또한, 크랜베리 주스의 과다 섭취는 위장 장애와 설사를 유발하고 혈당을 상승시킬 수 있으며, 항응고제를 복용하는 경우 크랜베리와의 상호작용에도 주의해야 합니다.

크랜베리 추출물(Cranberry extract)

☑ **기능**	요로의 유해균 흡착 억제로 요로건강에 도움을 줄 수 있음
☑ **일일 섭취량**	파크란 크랜베리 분말로서 500~1,000 mg
☑ **상한 섭취량**	(-)
☑ **사용목적**	요로감염의 예방 및 치료
☑ **주의**	신장 결석 유발,
	약물상호작용(항응고제, 위산분비 억제제) 주의

🔵 글루코사민(Glucosamine)

글루코사민은 아미노당으로, 인체의 관절 연골 및 다른 조직에서 자연적으로 생성되며, 연골의 구조와 기능 유지에 필수적입니다. 이 물질은 관절의 쿠션 역할을 하며, 보충제 형태로는 관절 건강 개선 및 골관절염 증상 완화에 사용됩니다.

그러나 글루코사민 섭취 시 몇 가지 주의 사항이 필요합니다. 간 질환 또는 심장 질환이 있는 사람, 수술 전후 환자, 고혈압 및 당뇨병 환자는 글루코사민이 혈당과 지질 대사에 영향을 줄 수 있기 때문에 주의가 요구됩니다. 천식 환자에게는 호흡기 알레르기 반응을 유발할 수 있으며, 갑각류 알레르기가 있는 사람은 갑각류에서 추출된 글루코사민에 반응할 가능성이 있습니다. 신장에 대한 글루코사민의 영향도 주목할 필요가 있습니다. 비록 글루코사민의 신장 독성 보고는 많지 않지만, 장기적인 섭취가 신장 기능 저하를 유발할 수 있다는 우려가 있습니다. 예를 들어, 글루코사민을 3년간 하루 1,200 mg 복용한 환자에서 신장 기능 저하가 관찰되었으며, 멘델리안 무작위화 분석 결과 글루코사민 섭취가 사구체 여과율(estimated glomerular filtration rate, eGFR)을 소폭 감소시킬 수 있음이 밝혀졌습니다. 또한, 동물 실험에서 글루코사민이 신장 세포의 사멸을 촉진하고 염증 및 섬유화를 증가시킬 수 있는 것으로 나타났습니다.

글루코사민(Glucosamine)

☑	**기능**	관절 및 연골 건강에 도움을 줄 수 있음
☑	**일일 섭취량**	글루코사민염산염 또는 황산염으로서 1.5 g
☑	**상한 섭취량**	(-)
☑	**사용목적**	골관절염 증상 완화
☑	**주의**	알레르기 유발, 영·유아, 어린이, 임산부 및 수유부 주의, 간·심장·신장 질환자, 고혈압, 당뇨, 천식 환자 주의, 수술 전후 및 항응고제 복용 시 주의

이러한 연구 결과는 글루코사민이 장기적으로 신장에 부정적인 영향을 미칠 수 있다는 가능성을 시사하므로, 신장 기능 저하가 있는 사람이나 신장 질환 위험이 있는 사람들은 글루코사민 사용에 특별한 주의가 필요합니다.

⊜ 게르마늄(Germanium)

게르마늄 영양제는 면역 체계 강화, 에너지 증진, 만성 피로 감소 등의 이점을 제공한다고 알려져 있지만, 이러한 효과에 대한 과학적 증거는 아직 불분명합니다. 특히, 무기 게르마늄 화합물은 독성을 가지고 있어 심각한 부작용을 유발할 수 있으며, 한국을 포함한 대부분의 국가에서는 이러한 화합물의 식품이나 영양제로의 사용을 금지하고 있습니다. 또한, 일부 보고에 따르면 유기 게르마늄 화합물 역시 신장 기능 장애 및 신부전을 유발할 수 있는 것으로 나타났습니다. 과도한 게르마늄 섭취는 신장 세포에 백포체 변성과 같은 심각한 세포 손상을 초래할 수 있으며, 이는 유기 게르마늄 화합물이 신장에 미칠 수 있는 잠재적 위험을 시사합니다. 따라서 3개월 이상 장기간에 걸쳐 과도한 섭취는 피해야 하며, 게르마늄을 포함한 영양제의 성분을 세심하게 확인하는 것이 중요합니다. 이는 신장 손상과 같은 심각한 건강 문제를 예방하는 데 도움이 됩니다.

⊜ 아나볼릭 스테로이드(Anabolic steroids)

아나볼릭 스테로이드는 조직 구축 효과를 지닌 합성 스테로이드 호르몬으로, 근육 손실 질환과 성장 지연 치료에 주로 사용됩니다. 그러나 의학적 필요를 넘어, 이 스테로이드는 마치 영양제처럼 스포츠와 운동 선수들 사이에서 운동 능력을 향상시키기 위해 사용되기도 합니다.

아나볼릭 스테로이드의 남용은 여러 가지 심각한 부작용을 유발할 수 있는 데, 특히 신장에 미치는 영향이 주목받고 있습니다. 이 호르몬들은 신체의 레닌-안지오텐신-알도스테론 시스템(renin-angiotensin-aldosterone system, RAAS)을 자극하여 혈압을 상승시키고 혈관 수축 인자를 증가시키며, 염증을 유발하는 사이토카인 생성을 촉진합니다. 이러한 변화는 신장에 부담을 주어 급성 신장 손상이나 만성 신장 질환으로 이어질 수 있으며, 장기적으로는 신장 기능 장애를 초래할 수 있습니다. 한국을 포함한 많은 국가에서 아나볼릭 스테로이드의 비의료적 사용을 엄격히 규제하고 있습니다. 그럼에도 불구하고, 해외 경로를 통한 불법 구매 사례가 지속적으로 보고되고 있습니다. 이러한 불법 사용은 심각한 건강 문제를 초래할 수 있으므로, 사용에 대한 각별한 주의가 필요합니다.

◉ 아르기닌(Arginine)

아르기닌은 아미노산의 한 종류로, 독성이 있는 암모니아를 요소로 전환해 배출하고, 혈관 확장에 관여하는 산화질소(NO)를 생성하는 역할을 합니다. 이러한 기능을 바탕으로 아르기닌은 혈관 확장, 혈류 증가, 해독, 간 기능 증진, 생리활성 촉진, 운동 지구력 개선, 심혈관 질환 예방, 근육 성장 및 회복 등 다양한 효과를 제공할 수 있습니다. 이러한 혈관 확장 효과는 심혈관 질환을 가진 사람들에게 유익할 수 있지만, 예상치 못한 혈압 변화를 유발할 수 있어 주의가 필요합니다. 아르기닌이 생성하는 산화질소는 천식 환자의 기도 반응성을 증가시켜 증상을 악화시킬 수 있습니다. 또한, 아르기닌은 질소 대사에 영향을 미치므로, 단백질 섭취가 부족한 경우 다른 아미노산과의 균형 문제를 일으킬 수 있습니다. 이 경우 아르기닌 보충에 주의해야 하며, 헤르페스 감염이 있는 사람들은 아르기닌이 바이러스의 번식을 도울 수 있으므로 아르기닌 섭취를 제한해야 합니다.

아르기닌은 건강한 사람들에게 표준 용량에서 일반적으로 부작용이 드물지만, 3개월 이상 장기간 복용할 경우 산화적 스트레스를 유발하여 간과 신장에 부담을 줄 수 있습니다. 특히 노년기의 신장은 이러한 부담에 더욱 취약할 수

아르기닌(Arginine)

- ☑ **기능**　　　혈관이완을 통해 혈행 개선에 도움을 줄 수 있음
- ☑ **일일 섭취량**　6 g
- ☑ **상한 섭취량**　(–)
- ☑ **사용목적**　　심혈관계 건강 증진
- ☑ **주의**　　　소화기 장애(오심, 복통, 설사), 영·유아, 어린이, 임산부 및
　　　　　　　　수유부 주의, 저단백질 식사를 하고 있는 경우 또는 천식,
　　　　　　　　심장 및 신장 질환자 주의

있습니다. 동물 실험 결과, 노화된 쥐에게 아르기닌을 보충한 식이를 제공했을 때 염증 지표와 신장 섬유화 마커가 증가하고 알부민뇨가 관찰되었습니다. 이는 아르기닌 보충이 신장 및 혈관 기능의 쇠퇴를 가속화할 수 있음을 시사합니다. 따라서 아르기닌의 장기 복용은 특히 노년층에서 지속적인 모니터링이 필요하며, 신장 기능 장애가 있는 사람이나 신독성 약물을 복용하는 사람은 아르기닌 보충제 사용 전 의료 전문가와 상의하는 것이 매우 중요합니다. 이는 아르기닌이 기존의 건강 상태를 더욱 악화시킬 수 있기 때문입니다.

🔴 단백질 보충제(Protein supplement)

고단백질 식단은 체중 감량과 2형 당뇨병 관리에 효과적이며, 특히 운동 선수나 운동을 하는 사람들은 근육의 성장과 회복을 돕기 위해 단백질 보충제를 자주 사용합니다. 건강한 사람들에게 고단백질 식단 혹은 단백질 보충제의 사용이 직접적인 신독성을 가지는 것은 아니지만, 과도한 단백질 섭취는 신장 기능에 부담을 줄 수 있습니다. 이는 단백질이 아미노산으로 분해되면서 발생하는 질소 폐기물이 요소의 형태로 신장을 통해 배출되기 때문입니다. 이러한 과정은 신장의 과도한 여과를 유발하고, 혈압을 증가시킬 수 있으며, 장기적으로

는 사구체 손상과 단백뇨를 일으켜 만성 신장 질환의 위험을 증가시킬 수 있습니다.

일반 성인의 경우 일일 단백질 필요량은 체중 1 kg당 약 0.8 g이 권장됩니다. 운동을 하는 사람들은 체중 1 kg당 1.2 g에서 최대 2.0 g까지 단백질 섭취를 증가시킬 수 있으며, 이는 개인의 운동 강도, 빈도, 운동량 및 나이, 건강 상태 등을 고려하여 조정되어야 합니다. 하지만, 이 권장량을 초과하는 고단백질 섭취는 바람직하지 않습니다. 특히 신장 질환 또는 신장에 부담을 줄 수 있는 위험 인자가 있는 사람들은 고단백질 식단이나 단백질 보충제 사용을 피해야 하며, 이런 경우 체중 1 kg당 0.6 g에서 0.8 g의 단백질 섭취가 권장됩니다.

결론적으로, 고단백질 섭취와 단백질 보충제의 사용은 건강한 사람에게 큰 위험을 초래하지 않지만, 장기적인 고단백질 식단을 유지할 때는 신장 기능에 대한 주의와 정기적인 모니터링이 필요합니다. 특히 신장 질환 또는 신장에 부담을 줄 수 있는 위험 인자가 있는 사람들은 고단백질 식단이나 단백질 보충제 사용을 피해야 합니다.

앞서 신장 건강에 유의해야 할 영양제에 대해 살펴보았습니다. 그 밖에도 신독성이 확실히 입증된 것은 아니지만, 신장 기능에 문제를 일으킬 수 있다고 단편적으로 보고된 영양제들이 있습니다.

체중 감량을 위해 하루 1,200~2,400 µg의 **크롬(chromium, Cr)**을 4~5개월간 복용한 여성에서 급성 신장 손상과 만성 활동성 간질성 신염이 발생했다는 보고가 있습니다. 이 사례를 통해 고용량의 크롬 섭취가 세포 내 산화적 스트레스를 증가시켜 신장 세포에 손상을 줄 수 있음을 알 수 있습니다. 크롬은 체중 조절과 혈당 조절에 도움을 줄 수 있지만, 고용량 섭취는 건강에 위험할 수 있습니다. 또한 **성 요한초(St. John's Wort)** 차를 마신 후 급성 신장 손상을 겪고 혈액 투석을 받게 된 환자 사례가 있습니다. 세인트 존스 워트는 주로 불안 완화, 우울증 치료, 수면 장애 개선에 사용되며, 이 약초가 직접적으로 신장 독성을 유발하는 경우는 드물지만, 간과 신장에 영향을 미치는 다양한 약물과 상호작용할 수 있습니다. 따라서, 세인트 존스 워트를 사용할 때는 신장에 미칠 수 있는 영향을 고려하여 주의가 필요합니다.

　그 밖에 신장 질환을 가진 환자나 노화로 인해 신장 기능이 저하된 노인의 경우, **지용성 비타민**과 **전해질 보충제** 사용에 특별히 주의해야 합니다. 신장 기능 저하 시, 비타민 A, D, E, K와 같은 지용성 비타민이 체내에서 적절히 배출되지 않아 축적될 수 있으며, 이는 다양한 건강 문제를 유발할 수 있습니다. 또한, 신장 기능 저하는 전해질 균형을 쉽게 무너뜨려 칼륨과 마그네슘과 같은 전해질이 제대로 배출되지 않을 경우, 고칼륨혈증이나 고마그네슘혈증과 같은 심각한 건강 문제를 초래할 수 있습니다.

35세 남성 환자가 찌르는 듯한 날카로운 허리 통증을 호소하며 병원에 내원했습니다. 환자는 갑작스럽게 통증이 시작되었으며, 통증은 그의 움직임 범위(range of motion, ROM)를 제한할 정도로 심했습니다.

무엇이 문제였을까요?

   X-ray 검사 결과, 요로결석을 확인하였습니다. 결석으로 인한 통증은 주로 허리의 한쪽, 옆구리 또는 하복부에 나타날 수 있으며, 갑자기 시작되어 매우 강렬하고 찌르는 듯한 느낌이 나타나는 것이 특징적입니다. 통증 외에도 오심, 구토, 배뇨통, 혈뇨 등의 증상이 동반될 수 있습니다. 환자는 지속적으로 비타민 C 보충제를 복용해 왔습니다. 비타민 C는 대부분의 사람들에게 안전하지만, 고용량(1,000 mg 이상)을 장기간 섭취할 경우 몸에서 대사되면서 결석을 형성할 수 있습니다. 특히 관련 병력이 있는 경우에는 더욱 조심할 필요가 있습니다.

Q&A

Q1 결석의 병력이 있는데, 비타민 C 보충제를 복용해도 괜찮을까요?

결석 병력이 있는 경우, 비타민 C 보충제 사용에 주의가 필요합니다. 고용량의 비타민 C 섭취는 결석 재발 위험을 높일 수 있기 때문에, 일반적으로 이런 경우 하루 비타민 C 섭취량을 500 mg 이하로 제한하는 것이 권장됩니다. 특히, 재발성 신장 결석이 있거나 신장 기능 장애가 있는 경우에는 보충제 형태의 비타민 C보다는 식품을 통한 섭취를 권장하며, 하루 섭취량을 100 mg을 넘지 않도록 조절하는 것이 더 안전할 수 있습니다. 이는 신장에 더 적은 부담을 주어 건강을 유지하는 데 도움을 줄 수 있습니다.

Q2 영양제나 약을 주스와 함께 먹어도 되나요?

영양제나 약을 주스와 함께 섭취하는 것은 특정 상황에서 문제를 일으킬 수 있습니다. 예를 들어, 자몽주스와 같은 일부 주스는 약물의 흡수를 변화시켜 그 효과를 강화하거나 약화시킬 수 있습니다. 또한, 오렌지 주스와 같이 산성도가 높은 주스는 항생제와 같은 약물의 흡수에 부정적인 영향을 줄 수 있습니다. 이 외에도, 칼슘 함량이 높은 주스는 철분 보충제의 흡수를 방해할 수 있습니다. 따라서, 약물이나 영양제를 복용할 때는 주스 대신 물을 이용하는 것이 가장 안전합니다.

신장 건강과 영양제

Q3 영양제를 매일 먹는 대신에 한번에 고용량으로 복용해도 될까요?

영양소는 일일 권장 섭취량이 정해져 있으며, 이를 초과하는 섭취는 권장되지 않습니다. 특정 영양소를 한번에 고용량으로 섭취할 경우 과다 복용으로 인한 독성이나 부작용이 나타날 수 있습니다. 특히 지용성 비타민 A, D, E, K와 일부 미네랄은 과다 복용 시 몸에서 쉽게 배출되지 않고 축적될 수 있으며, 이는 신장에 부담을 주고 장기적으로 건강 문제를 일으킬 수 있습니다. 따라서 영양제는 일일 권장 섭취량을 준수하여 안전하게 섭취하는 것이 중요합니다.

한번에 정리하기

기능	사용목적	주의사항
비타민 C (Ascoribic acid)		
• 결합조직 형성 • 항산화 작용	• 기관지염, 면역력 증강 • 심혈관계 건강 증진 • 상처 회복	• 과다 섭취 주의(속쓰림, 결석 형성)
칼슘(Calcium, Ca)		
• 뼈와 치아 형성 • 신경과 근육 기능 • 혈액응고	• 골다공증 예방 • 칼슘 결핍 방지 • 월경전증후군	• 소화기 장애(속쓰림, 변비) • 신장결석 위험 • 신장 질환자 주의 • 장기 복용 및 과다 섭취 주의 (고칼슘혈증, 심혈관계 질환 유발)
크랜베리(Cranberry)		
• 항산화 효과 • 항균 효과	• 요로 감염 예방	• 결석 형성
글루코사민(Glucosamine)		
• 연골 구조 및 기능 유지	• 골관절염 증상 완화	• 알레르기 반응(류마티스 환자 주의) • 간질환(간독성, B형간염 활성화), 심장 및 신장 질환자 주의 • 수술 전후 및 항응고제 복용 시 주의
게르마늄(Germanium)		
• 면역 체계 강화	• 만성 피로 감소, 에너지 증진	• 과다 섭취 주의(신부전 보고)
아르기닌(Arginine)		
• 혈관 확장, 혈류 증가	• 심혈관계 건강 증진	• 소화기 장애(오심, 복통, 설사) • 저단백질 식사자 주의 • 천식 또는 심장 및 신장 질환자 주의

신부전의 분류 및 영양제의 영향

신부전(renal failure)은 신장의 기능이 저하되는 상태로, 이환 기간에 따라 급성신부전(acute renal failure, ARF)과 만성신부전(chronic renal failure, CRF)으로 분류됩니다.

급성신부전은 신장에 갑작스러운 손상이 발생했을 때 나타나며, 원인에 따라 세 가지 유형으로 구분됩니다.

신전성(전신성) 신부전(prerenal renal failure): 이 유형은 신장 외부의 문제로 인해 발생합니다. 예를 들어, 심한 탈수나 출혈로 인한 혈액량 감소, 심장 기능 저하 등이 신장으로의 혈류 감소를 초래하여 신부전을 일으킬 수 있습니다.

신성 신부전(intrinsic renal failure): 이는 신장 자체의 질환에 의해 발생합니다. 급성 사구체 신염이나 급성 간질성 신염과 같은 신장 조직의 직접적인 손상이 원인입니다. 영양제 섭취와 관련하여, 과다한 특정 성분으로 인

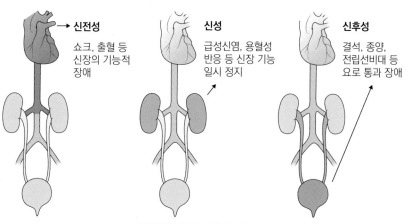

신전성	신성	신후성
쇼크, 출혈 등 신장의 기능적 장애	급성신염, 용혈성 반응 등 신장 기능 일시 정지	결석, 종양, 전립선비대 등 요로 통과 장애

신전성, 신성, 신후성 신부전

해 발생할 수 있는데, 지용성 비타민 A, D, E, K와 칼슘, 인과 같은 미네랄의 과량 섭취가 신장 기능 저하를 초래할 수 있습니다. 또한 게르마늄, 글루코사민, 아르기닌의 과다 섭취로 인해 급성 신성 신부전이 발생한 사례가 보고되었습니다.

신후성 신부전(postrenal renal failure): 이는 신장 이후의 요로 문제로 인해 발생합니다. 요로 결석이나 전립선 비대증과 같은 요로의 폐쇄가 소변 흐름을 방해하고 신장에 압력을 가해 기능 저하를 유발할 수 있습니다. 영양제와의 관련하여, 과도한 비타민 C, 칼슘, 비타민 D 섭취는 옥살산 및 칼슘 농도를 높여 결석 형성을 촉진할 수 있습니다. 또한, 크랜베리 섭취는 특정 상황에서 요산 결석의 위험을 증가시킬 수 있습니다.

만성신부전은 장기간에 걸쳐 신장 기능이 점진적으로 감소하는 질환입니다. 이는 주로 당뇨병, 고혈압, 사구체 질환과 같은 만성 질환에 의해 발생하며, 이러한 질환들이 신장의 혈관이나 조직에 지속적인 손상을 주어 신장 기능을 서서히 악화시킵니다. 만성신부전의 진행 속도는 대체로 느린 편이며, 초기 단계에서는 별다른 증상이 나타나지 않을 수 있습니다. 그러나 질환이 진행됨에 따라 점차 다양한 증상들이 나타나기 시작하며, 심한 경우에는 신장 기능이 심각하게 손상되어 신대체요법(투석이나 신장 이식)이 필요하게 됩니다. 만성신부전을 앓고 있는 환자들은 영양제 섭취에 각별히 조심해야 합니다.

참고문헌

1. Adibelli Z, Karacay I, Demir M, Duran C. St. John's wort (Hypericum perforatum)-related acute kidney injury. Blood Purif [Internet]. 2022;51(6):520–2.

2. Aizezi X, Xie L, Xie H, Li J, Shang Z, Liu C. Epidemiological and clinical characteristics of stone composition: a single-center retrospective study. Urolithiasis [Internet]. 2022;50(1):37–46.

3. Brown AC. Kidney toxicity related to herbs and dietary supplements: Online table of case reports. Part 3 of 5 series. Food Chem Toxicol [Internet]. 2017;107(Pt A):502–19.

4. Cerulli J, Grabe DW, Gauthier I, Malone M, McGoldrick MD. Chromium picolinate toxicity. Ann Pharmacother [Internet]. 1998;32(4):428–31.

5. Cho J-M, Koh J-H, Kim S-G, Lee S, Kim Y, Cho S, et al. Causal effect of chondroitin, glucosamine, vitamin, and mineral intake on kidney function: A Mendelian randomization study. Nutrients [Internet]. 2023;15(15).

6. Cupisti A, Giannese D, D'Alessandro C, Benedetti A, Panichi V, Alfieri C, et al. Kidney stone prevention: Is there a role for complementary and alternative medicine? Nutrients [Internet]. 2023;15(4).

7. Davani-Davari D, Karimzadeh I, Khalili H. The potential effects of anabolic-androgenic steroids and growth hormone as commonly used sport supplements on the kidney: a systematic review. BMC Nephrol [Internet]. 2019;20(1):198.

8. Davani-Davari D, Karimzadeh I, Sagheb MM, Khalili H. The renal safety of L-carnitine, L-arginine, and glutamine in athletes and bodybuilders. J Ren Nutr [Internet]. 2019;29(3):221–34.

9. Ferraro PM, Curhan GC, Gambaro G, Taylor EN. Total, dietary, and supplemental vitamin C intake and risk of incident kidney stones. Am J Kidney Dis [Internet]. 2016;67(3):400–7.

10. Gettman MT, Ogan K, Brinkley LJ, Adams-Huet B, Pak CYC, Pearle MS. Effect of cranberry juice consumption on urinary stone risk factors. J Urol [Internet]. 2005;174(2):590–4; quiz 801.

11. Gueye S, Saint-Cricq M, Coulibaly M, Goumri N, Guilbeau-Frugier C, Quentin H, et al. Chronic tubulointerstitial nephropathy induced by glucosamine: a case report and literature review. Clin Nephrol [Internet]. 2016;86(2):106–10.

12. Hole ek M. Side effects of amino acid supplements. Physiol Res [Internet]. 2022;71(1):29–45.

13. Huang J, Ladeiras D, Yu Y, Ming X-F, Yang Z. Detrimental effects of chronic L-arginine rich food on aging kidney. Front Pharmacol [Internet]. 2020;11:582155.

14. Jackson RD, LaCroix AZ, Gass M, Wallace RB, Robbins J, Lewis CE, et al. Calcium plus vitamin D supplementation and the risk of fractures. Obstet Gynecol Surv [Internet]. 2006;61(6):386–8.

15. Ko G-J, Rhee CM, Kalantar-Zadeh K, Joshi S. The effects of high-protein diets on kidney health and longevity. J Am Soc Nephrol [Internet]. 2020;31(8):1667–79.

16. Medicalxpress.com. "Calcium supplements may be tied to kidney stone risk" [cited 2023]. Available from: https://medicalxpress.com/news/2015-10-calcium-supplements-tied-kidney-stone.html.

17. Schauss AG. Nephrotoxicity and neurotoxicity in humans from organogermanium compounds and germanium dioxide. Biol Trace Elem Res [Internet]. 1991;29(3):267–80.

18. Terris MK, Issa MM, Tacker JR. Dietary supplementation with cranberry concentrate tablets may increase the risk of nephrolithiasis. Urology [Internet]. 2001;57(1):26–9.

19. Vukovic V, Hantikainen E, Raftopoulou A, Gögele M, Rainer J, Domingues FS, et al. Association of dietary proteins with serum creatinine and estimated glomerular filtration rate in a general population sample: the CHRIS study. J Nephrol [Internet]. 2023;36(1):103–14.

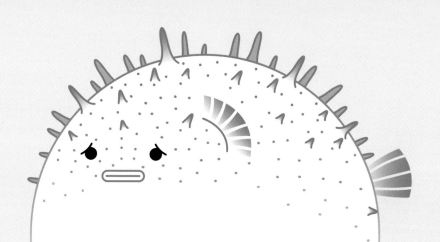

뇌 건강 & 정신 건강과
영양제

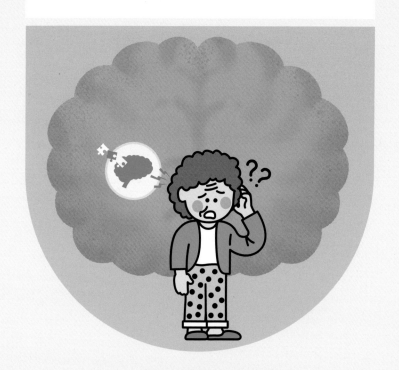

뇌 건강 & 정신 건강과 영양제

- ※ **콜린 알포세레이트**(Choline alfoscerate)
- ※ **은행잎 추출물**(Ginkgo biloba extract)
- ※ **포스파티딜세린**(Phosphatidylserine)
- ※ **비타민 D** (Cholecalciferol, Ergocalciferol)
- ※ **BCAA** (Branched-chain amino acids)
- ※ **가르시니아**(Garcinia)
- ※ **복합 비타민제**(Multivitamin)

전 세계적으로 노인 인구가 증가하고 인지 장애에 대한 관심이 커짐에 따라, 뇌 건강 및 정신 건강을 개선하는 영양제 시장이 급성장하고 있습니다. 이러한 추세에 힘입어 관련 업계는 상업적 성장에 주력하고 있지만, 일부 영양제는 과대 광고와 허위 광고로 소비자들을 과도한 지출로 유도하고 있습니다. 특히 치매 예방을 목적으로 하는 일부 제품들은 건강한 사람들의 뇌 건강을 개선하지 못하며 심지어 뇌졸중 위험을 증가시킬 수도 있습니다. 또한, 다양한 건강 증진을 위해 복용하는 영양제들이 기분 장애나 수면 장애를 유발할 가능성도 있습니다. 따라서 영양제의 효능과 부작용을 잘 이해하고 신중하게 섭취 여부를 결정하는 것이 바람직합니다.

치매 예방과 뇌 건강을 위한 영양제의 위험성

콜린 알포세레이트, 은행잎 추출물, 포스파티딜세린, 그리고 비타민 D는 뇌 건강 향상과 치매 예방을 위해 널리 사용되고 있습니다. 하지만, 이들 성분의 효과와 안전성에 대한 연구 결과는 일관성이 부족합니다. 특히, 콜린 알포세레이트와 은행잎 추출물의 사용이 뇌졸중 위험을 증가시킬 수 있다는 연구 결과가 보고된 바 있으며, 비타민 D는 치매 발생률과 알츠하이머 병의 진행에 영향을 미칠 가능성이 제기되고 있습니다.

 ## 신경전달물질의 균형과 영양제의 영향

신경전달물질과 관련된 영양제는 신경계에 긍정적인 영향을 미칠 수 있지만, 잘못 사용할 경우 부작용의 위험이 따릅니다. 예를 들어, BCAA (branched-chain amino acids)는 도파민과 세로토닌과 같은 중요한 신경전달물질의 합성을 방해할 수 있어, 개인에 따라 기분 변화나 공격적 행동이 발생할 가능성이 있습니다. 가르시니아는 지방 대사를 개선하는 데 도움을 주지만, 고용량에서 세로토닌 독성이나 조증과 같은 부작용을 일으킬 수 있습니다. 또한, 복합 비타민제는 일부 사용자에게 수면 장애를 유발할 수도 있습니다.

🔵 콜린 알포세레이트(Choline alfoscerate)

콜린 알포세레이트는 콜린을 공급하는 원료로서, 체내에서 아세틸콜린의 생성을 촉진하고 뇌의 아세틸콜린 수준을 증가시킬 수 있습니다. 아세틸콜린은 기억, 학습, 근육 조절 등 여러 신경계 기능을 수행하는 필수 신경전달물질로, 특히 알츠하이머병과 같은 퇴행성 뇌 질환에서는 아세틸콜린이 감소하는 것이 흔히 관찰되며 이는 기억력 저하와 인지 기능 감소와 직접적인 관련이 있는 것으로 알려져 있습니다. 따라서 콜린 알포세레이트의 공급은 뇌의 아세틸콜린 수준을 높여 치매 환자의 뇌 기능을 부분적으로 지원하고, 기억력 및 인지 능력 향상에 도움을 줄 수 있습니다. 이러한 효과는 특히 알츠하이머병 및 혈관성 치매 환자의 증상 개선에 도움이 될 뿐만 아니라, 뇌졸중 환자의 신경학적 기능 개선과 회복을 지원하는 데에도 효과적인 것으로 나타났습니다.

실제로 콜린 알포세레이트는 '뇌혈관 결속에 의한 2차 증상 및 변성 또는 퇴행성 뇌기질성 정신증후군' 치료에 사용되는 약물로, 뇌혈관 질환 또는 퇴행성 뇌 변화로 인한 2차적 증상을 완화하는 데 도움을 줍니다. 그러나 이 약물의 효능은 주로 해당 질환을 가진 환자에서 관찰되며, 건강한 사람들에서는 그 효과와 안전성이 충분히 입증되지 않았습니다. 특히 콜린 알포세레이트가 치매나 다른 신경계 질환을 예방하는 데 직접적으로 효과적이라는 증거는 제한적입니다. 또한 최근 연구 결과에 따르면, 콜린 알포세레이트 사용과 뇌졸중 위험 간에는 연관성이 보고되었습니다. 뇌졸중이나 알츠하이머병 관련 병력이 없는 사람들에서 이 약물의 사용은 뇌졸중 위험을 43% 증가시키고, 허혈성 및 출혈성 뇌졸중 위험을 각각 34%와 37% 높이는 것으로 나타났습니다. 특히 콜린 알포세레이트의 복용량이 많을수록 뇌졸중 위험 증가와 관련이 있을 수 있는데 이는 콜린이 장내 미생물에 의해 트리메틸아민(trimethylamine)으로 분해되고 이후 간에서 TMAO (trimethylamine N-oxide)로 전환되기 때문으로 생각됩니다. TMAO는 혈소판을 활성화시켜 혈전 형성을 촉진하며, 이는 심장 질환, 암, 동맥경화와 같은 다양한 건강 문제를 유발할 수 있습니다.

따라서 콜린 알포세레이트는 알츠하이머병, 혈관성 치매, 또는 뇌졸중 환자에게 유익할 수 있으나, 관련 병력이 없는 환자에서는 사용에 주의가 필요합니다.

🍂 은행잎 추출물(*Ginkgo biloba extract*)

은행잎 추출물(*ginkgo biloba*)은 주로 플라보노이드와 테르펜류 성분을 함유하고 있어 항산화 작용과 혈액 순환 개선에 효과적인 것으로 알려져 있습니다. 실험 연구에서는 이 추출물이 항산화 및 신경세포 보호 효과를 가지며, 혈소판 응집을 억제하는 것으로 나타났습니다. 이러한 이점을 바탕으로 은행잎 추출물은 두면부(눈, 귀 등)의 혈액 순환을 개선하고, 이명 증상 완화, 치매 예방 및 뇌 기능 향상을 목적으로 널리 사용되고 있습니다. 그러나 임상 연구에서는 이러한 실험 결과들이 일관된 효과로 입증되지 않았습니다. 특히, 일부 연구에서는 허혈성 뇌졸중 환자의 신경학적 기능 회복에 긍정적인 효과를 보였지만, Cochrane 리뷰에 따르면 기억력 및 인지 기능 개선에 대한 연구 결과는 일관성이 없어 명확한 결론을 도출하지 못했습니다. 또한, 은행잎 추출물은 심혈관 질환 예방과 사망률 감소, 알츠하이머병 진행 위험 감소에는 효과적이지 않은 것으로 밝혀졌습니다. 일부 연구에 따르면 은행잎 추출물이 뇌졸중 위험을 증가시킬 수 있다고 보고되었습니다. 특히 노인을 대상으로 한 연구

은행잎 추출물(*Ginkgo biloba*의 잎)

☑ **기능**	기억력 개선, 혈행 개선에 도움을 줄 수 있음	
☑ **일일 섭취량**	플라보놀 배당체로서 28~36 mg	
☑ **상한 섭취량**	(–)	
☑ **사용목적**	혈액 순환 개선, 인지 기능 강화	
☑ **주의**	복통, 두통, 어지럼증, 영·유아, 어린이, 고령자, 임산부 및 수유부 주의, 수술 전후 및 항응고제 복용 시 주의	

에서는 은행잎 추출물을 복용한 그룹이 위약 그룹에 비해 뇌졸중이나 일시적 허혈 발작의 발생률이 높았습니다. 이 연구는 규모가 작아 결과 해석에 제한이 있지만, 일반적으로 건강에 유익하다고 여겨지는 영양제가 오히려 해로울 수도 있다는 가능성을 시사합니다.

　결론적으로, 은행잎 추출물의 기억력 및 인지 기능 개선 효과는 불확실하며, 심혈관 질환 및 알츠하이머병 예방에는 효과가 없을 수 있습니다. 반면, 뇌졸중 환자의 회복에는 긍정적인 영향을 줄 수 있지만, 관련 병력이 없는 사람에게는 뇌졸중 위험을 증가시킬 수 있는 부작용도 있어 사용에 주의가 필요합니다. 따라서 은행잎 추출물을 사용하기 전에는 개인의 건강 상태와 이러한 연구 결과를 충분히 고려하는 것이 중요합니다.

포스파티딜세린(Phosphatidylserine)

포스파티딜세린(phosphatidylserine)은 우리 몸에서 자연적으로 생성되는 인지질로, 뇌와 신경 세포막의 주요 구성 요소입니다. 이 성분은 신경세포막과 마이엘린 형성에 필수적이며, 인지 기능을 지원하고, 신경전달물질의 방출을 촉진합니다. 또한, 뇌혈관장벽을 효과적으로 통과하여 신경세포의 생화학적

포스파티딜세린(Phosphatidylserine)

☑ 기능	노화로 인해 저하된 인지력 개선, 자외선에 의한 피부 손상으로부터 피부 건강 유지, 피부보습에 도움을 줄 수 있음
☑ 일일 섭취량	300 mg
☑ 상한 섭취량	(-)
☑ 사용목적	인지 기능 강화, 피부 건강
☑ 주의	영·유아, 어린이, 임산부 및 수유부 주의, 과다 섭취 주의(소화기 장애, 불면증 유발)

변화와 구조적 악화를 늦추거나 되돌릴 수 있습니다. 이러한 이유로 포스파티딜세린은 뇌 기능 향상과 치매 예방을 목적으로 사용되고 있습니다.

그러나 포스파티딜세린의 효능에 대한 임상 근거는 아직 충분하지 않습니다. 알츠하이머병 환자를 대상으로 한 연구에서는 포스파티딜세린 복용 그룹이 위약 그룹에 비해 인지 기능이 다소 개선되었지만, 연구의 규모가 작아 임상적 의미를 부여하기 어려웠습니다. 기억력 장애가 있는 노인을 대상으로 한 다른 연구에서는 포스파티딜세린 투여가 기억력이나 기타 인지 기능에 유의미한 차이를 가져오지 않았습니다.

따라서 포스파티딜세린이 뇌 기능 개선에 미치는 영향은 제한적일 수 있으며, 이 보충제의 부작용으로 가스, 위장 장애, 두통, 불면증, 메스꺼움 등이 보고되었습니다. 특히 고용량 사용 시 불면증이 발생할 수 있어, 사용 시 주의가 필요합니다.

⊜ 비타민 D (Cholecalciferol, Ergocalciferol)

(비타민 D에 대한 설명은 122페이지 참고)

비타민 D는 지용성 비타민으로서 칼슘 흡수를 촉진하고 뼈 건강을 유지하는 중요한 역할을 합니다. 또한 면역 체계를 지원하고 만성 질환을 예방하는 등 다양한 생리적 기능을 수행합니다. 비타민 D 결핍은 골다공증, 암, 심혈관계 질환의 유병률을 증가시킬 수 있으며, 치매 위험성과의 연관성도 보고된 바 있습니다. 그러나 대규모 임상 연구에서 비타민 D 보충이 암, 심혈관계 질환 등을 예방하지 못하는 것으로 나타났습니다. 이는 비타민 D 결핍이 아닌 상황에서 보충제를 복용할 필요성에 대해 의문을 제기하며, 보충제 선택에 신중해야 할 필요성을 강조합니다.

특히 치매가 없는 노인을 대상으로 한 연구에서 비타민 D 보충제를 복용하는 사람들이 비복용자에 비해 치매 발병 위험이 1.8배 높은 것으로 나타났으며, 치매 환자 중 비타민 D 보충제 복용자의 사망 위험이 비복용자보다 2.17

배 높게 나타났습니다. 또한 알츠하이머병 환자의 뇌에서는 비타민 D가 비타민 D 수용체(vitamin D receptor, VDR)와 결합하는 대신, p53이라는 단백질과 결합하여 기존과는 다른 신호 전달 경로를 활성화하는데, 이는 신경 세포 손상 등 알츠하이머병의 특징적인 뇌 변화에 영향을 미칠 수 있습니다. 이러한 연구 결과들은 비타민 D 보충이 알츠하이머병 환자에서 기대하는 효과를 보이지 못하고, 오히려 병의 진행에 영향을 줄 수 있음을 의미합니다. 따라서, 알츠하이머병 환자와 위험 인자가 있는 사람들은 비타민 D 결핍 상태가 아닌 경우, 비타민 D를 장기간 사용하는 것에 대해 주의가 필요합니다.

비타민 D는 생리적으로 중요한 기능을 하여 결핍을 예방하는 것은 건강에 중요하지만, 추가적인 보충이 유익한 효과를 내는 것은 입증되지 않았으며, 특히 치매나 알츠하이머병의 진행에 영향을 줄 수 있으므로 주의해야 합니다.

◉ BCAA (Branched-chain amino acids)

BCAA (branched-chain amino acids)는 류신(leucine), 이소류신(isoleucine), 발린(valine)과 같은 필수 아미노산 세 가지를 포함하며, 이들은 근육 피로 감소, 근육 합성 촉진, 운동 중 에너지 유지 및 운동 능력 향상에 도움을 줍니다. 우리 몸은 자체적으로 이 아미노산들을 생성하지 못하기 때문에, 외부에서 식품이나 보충제를 통해 섭취해야 합니다. 그러나 BCAA만을 과도하게 섭취하는 것은 다른 중요한 영양소의 균형을 방해할 수 있습니다.

과도한 BCAA 섭취는 뇌에서 다른 중성 아미노산의 흡수를 감소시키며, 이는 도파민, 노르에피네프린, 에피네프린, 세로토닌과 같은 중요한 신경전달물질의 합성을 방해할 수 있습니다. 이러한 신경 화학적 변화는 호르몬 기능, 혈압, 정서 상태에 영향을 미치며, 특히 기분 조절에 중요한 역할을 하는 세로토닌의 합성에 큰 변화를 일으킬 수 있습니다. 세로토닌의 불균형은 기분 변화나 공격적 행동과 연관될 수 있으며, 이는 BCAA 보충제가 개인에 따라 정신적으로 항진되거나 공격적 성향을 증가시킬 수 있음을 시사합니다. 비록 BCAA 보충제와 공격적 행동 간의 직접적인 인과 관계를 입증하는 임상 연구는 어려움이 있지만, 관련 보충제를 복용하며 기분 변화, 충동성, 공격성과 같은 심리적 문제가 발생할 경우, 이러한 문제들이 보충제와 연관될 수 있음을 고려하고, 보충제의 복용 중단을 고려해야 합니다. 이는 필수 아미노산을 포함한 다양한 영양소의 균형 잡힌 섭취가 중요함을 시사하며, 특히 신경전달물질의 합성에 영향을 미치는 영양소에 대해서는 더욱 세심한 관리가 필요함을 의미합니다.

◉ 가르시니아(Garcinia)

가르시니아 캄보지아(*garcinia cambogia*)는 다이어트 보조제로 사용되는 열대 과일로, 주요 성분인 하이드록시시트르산(hydroxycitric acid, HCA)은 세로토닌 수준을 증가시켜 식욕을 억제하고 지방 대사를 조절함으로써 체중 감소를 도울 수 있다고 알려져 있습니다. 하이드록시시트르산은 탄수화물이 지방으로 전환되는 과정을 억제해서 체내 지방 생성을 감소시킵니다. 이로 인해 탄수화물을 많이 섭취하는 사람들의 경우 체중 감소에 도움을 받을 수

가르시니아 캄보지아 추출물(*Garcinia cambogia* 열매 껍질)

☑ **기능**	탄수화물이 지방으로 합성되는 것을 억제하여 체지방 감소에 도움을 줄 수 있음	
☑ **일일 섭취량**	Hydroxycitric acid로서 750~1,500 mg	
☑ **상한 섭취량**	(–)	
☑ **사용목적**	체중 감소 도움	
☑ **주의**	간·심장·신장 질환자 및 알레르기 또는 천식 시 주의, SSRI 복용 시 주의, 영·유아, 어린이, 임산부 및 수유부 주의, 남성의 경우 과다 섭취를 피할 것	

• SSRI, selective serotonin reuptake inhibitor.

있지만, 지방 섭취가 많은 사람들에게는 효과가 제한적일 수 있습니다.

또한, 임상 연구 결과는 이 성분의 효과와 안전성에 대해 일관된 결론을 내리지 못하고 있습니다. 실제로 일부 연구에서는 체중 감소 효과를 보이지 않았으며, 위장관 문제, 케톤체의 증가, 세로토닌 독성 등의 부작용이 보고되었습니다. 특히 HCA는 세로토닌의 재흡수를 막고 아세틸콜린에스테라아제(acetylcholinesterase, AChE)의 활동을 줄여 세로토닌과 무스카린 효과를 증가시킵니다. 이로 인해 세로토닌 독성이나 조증 같은 심리적 문제가 발생할 수 있습니다. 예를 들어, 양극성 장애가 없는 젊은 성인 여성에서 가르시니아 복용 후 조증 및 환청이 나타난 사례가 보고된 바 있으며, 이와 유사한 다른 보고들이 있었습니다. 특히 남성은 신경계 반응에 더 민감할 수 있어 더욱 주의가 필요하고, 선택적 세로토닌 재흡수 억제제(selective serotonin reuptake inhibitor, SSRI)와 함께 복용 시 세로토닌 독성 위험이 증가하기 때문에 SSRI를 복용하는 사람은 가르시니아 사용을 피해야 합니다. 또한, 가르시니아는 카페인처럼 수면 패턴에 영향을 줄 수 있으며, 비급속 안구 운동 수면(non-rapid eye movement sleep, NREMS) 단계를 감소시키고 각성 상태를 높일 수 있습니다. 이는 수면 장애가 있는 사람들에게는 부정적인 영향을 미칠 수 있습니다. 그 밖에 간, 심장, 신장 질환뿐만 아니라, 알레르기와 천식이 있는 사람들은 가르시니아 사용을 피해야 합니다.

결론적으로, 가르시니아는 식욕을 억제하고 지방 대사를 돕는 것으로 알려져 있지만, 임상 연구 결과는 이 성분의 효과와 안전성에 대해 일관된 결론을 내리지 못하고 있습니다. 복용 중 조증이나 다른 심리적 문제가 발생할 경우, 가르시니아 섭취를 재평가하고 필요하다면 중단하는 것이 바람직합니다. 또한, 권장 용량을 초과하여 복용하지 않도록 주의하고, 체지방 감소를 목적으로 가르시니아를 복용할 경우, 본인의 식이 패턴과 건강 상태를 고려하여 그 효용성을 사전에 판단해야 합니다. SSRI를 복용 중인 자는 반드시 피하고 남성의 경우 복용량에 더욱 주의해야 합니다.

⑤ 복합 비타민제(Multivitamin)

많은 사람들이 건강을 유지하고 개선하기 위한 목적으로 비타민제를 복용하고 있습니다. 비타민과 수면과의 관계를 직접적으로 조사한 연구는 많지 않지만, 일부 기전 연구 및 소규모 연구에서는 비타민제가 수면의 질에 긍정적인 영향을 미칠 것으로 기대하고 있습니다. 특히, 비타민 D의 결핍은 수면의 질과 지속 시간에 부정적인 영향을 미칠 수 있습니다. 또한, 비타민 B6는 멜라토닌 생성을 촉진하여 수면-각성 주기를 조절하는 데 중요한 역할을 하고, 비타민 B12 결핍 또한 피로를 증가시켜 수면 패턴에 영향을 줄 수 있는 것으로 알려져 있습니다.

그러나, 임상에서는 비타민제 복용 후 수면 장애를 호소하는 사례가 종종 보고되고 있습니다. 현재까지 관련된 대규모 임상 연구는 부족하지만, 일부 연구에서는 비타민 D를 장기간 보충할 경우 수면의 질이 저하될 수 있다는 결과를 보고했습니다. 특히, 비타민 B12를 고용량으로 섭취할 경우, 수면 시간이 단축되고 일찍 깨는 현상이 나타나 비타민 B12는 수면-각성 주기에 영향을 미치는 것으로 해석되고 있으며, 이는 충분한 수면을 방해할 가능성이 있습니다. 더욱이 이런 현상은 고용량 복용 시 더욱 두드러집니다. 다른 연구에서도 복합 비타민제나 다양한 단일 비타민제를 복용하는 사람들이 비타민제를 복용하지 않는 사람들보다 수면 유지에 더 많은 문제를 겪는 것으로 나타났습니다. 이들은 밤에 자주 깨고, 각성 시간이 길며, 수면제 사용 빈도가 높고, 불면증 발병률이 더 높았습니다. 특히 저녁 시간에 비타민 B 복합제를 복용한 경우 수면의 질이 낮아지고 기상 시 피로감을 더 많이 느끼는 것으로 보고되었습니다. 이는 특히 비타민 B군이 수면의 질에 다양한 영향을 미칠 수 있음을 시사하며, 특히 저녁에 비타민제를 복용할 때 주의가 필요함을 강조합니다.

다만, 이러한 역학 연구는 인과성 해석에 주의가 필요합니다. 그러나, 만약 수면의 질이 좋지 않다면, 비타민제 복용 여부를 확인하는 것이 바람직합니다. 특히, 비타민 B군은 에너지 사용을 촉진시켜 수면에 방해가 될 수 있으므로 주의가 필요합니다. 복용 중인 영양제를 확인하는 것은 수면의 질을 개선하는 데 중요할 수 있습니다.

그 밖에 카페인은 에너지 드링크, 피로 회복제, 비타민제 등 다양한 제품에 포함되어 있습니다. 이러한 제품을 선택할 때는 카페인과 같은 포함된 성분을 주의 깊게 확인해야 합니다. 카페인은 수면의 시작을 늦추고, 수면 시간과 수면의 효율성을 감소시켜 수면의 질을 저하시킬 수 있습니다. 또한 깊은 수면 단계와 느린 뇌파 활동이 줄고, 얕은 수면과 각성이 증가하며, 자주 깨는 현상이 발생할 수 있습니다. 이러한 카페인의 영향은 개인에 따라 차이가 있으나, 수면 문제를 겪고 있다면 카페인이 함유된 제품 사용을 재고해야 할 필요가 있습니다.

지금까지 뇌 건강과 정신 건강에 부정적인 영향을 미칠 수 있는 영양제에 대해 살펴보았습니다. 치매 예방 및 뇌 건강 개선을 목적으로 판매되는 영양제들은 건강한 사람에게는 효과가 제한적일 수 있으며, 부작용과 같은 위험 요소도 고려해야 합니다. 또한, 정서적 불안정, 심리적 불균형, 또는 수면 장애를 경험하는 경우에는 현재 복용 중인 식품이나 영양제를 재검토하는 것이 필요할 수 있습니다.

CASE

40대 여성 환자가 지속적인 수면 문제로 내원했습니다. 처음에는 수면유도 제인 졸피뎀을 처방받아 복용하며 도움을 받았으나, 최근에는 그 효과가 감소했다고 호소합니다. 환자는 매일 비타민 B군, 비타민 C, 비타민 D를 섭취하고 있습니다. 졸피뎀의 용량을 늘린 후, 환자는 점차 낮 시간에 멍함을 느끼고 전반적인 컨디션이 저하되었다고 합니다.

무엇이 문제였을까요?

환자는 매일 비타민 B군, 비타민 C, 비타민 D를 복용하고 있습니다. 특히, 비타민 B_6와 B_{12}는 에너지 수준을 높이고 신경계를 활성화하는데, 과다 복용할 경우 수면 리듬을 방해하고 충분한 수면을 방해할 가능성이 있습니다. 또한 일부 연구에서는 장기간의 비타민 D 보충이 수면의 질을 떨어뜨릴 수 있다고 보고되었습니다. 졸피뎀 용량의 증가는 낮 시간 동안의 멍함과 전반적인 컨디션 저하라는 부작용을 일으킬 수 있습니다. 이에 따라, 졸피뎀에 의존하기보다는 생활 습관의 교정과 같은 다른 방법이 더 필요할 수 있습니다. 영양제 섭취의 조정도 수면 개선에 도움이 됩니다.

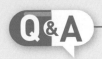

Q1 불면증에 어떤 영양제가 도움이 되고, 어떤 영양제를 피해야 할까요?

불면증에 도움이 될 수 있는 영양제로는 멜라토닌, 마그네슘, 발레리안, 라벤더 오일이 있습니다. 멜라토닌은 수면 주기를 조절하는데 도움이 되고, 마그네슘은 신경계를 안정화시키고 근육을 이완시켜 수면을 촉진할 수 있습니다. 발레리안은 진정 효과를 제공하고, 라벤더 오일은 불안 감소에 도움을 줄 수 있습니다. 반면, 카페인과 비타민 B군을 포함하는 복합 비타민제는 신체의 에너지 수준을 높여 수면을 방해할 수 있으므로, 특히 취침 전에는 섭취를 피해야 합니다. 콜린 알포세레이트와 포스파티딜세린 역시 경우에 따라 불면증을 유발할 수 있습니다.

Q2 노화와 관련된 뇌 질환을 예방하기 위해 피해야 할 식품이나 식습관은 무엇인가요?

가공식품과 과도한 당분 섭취는 체내 염증을 유발하고 인슐린 저항성을 증가시켜, 뇌 혈관 건강을 악화시키고 알츠하이머 질환과 같은 뇌 질환의 위험을 높일 수 있습니다. 트랜스 지방과 포화 지방의 과다 섭취는 LDL 콜레스테롤을 높여 심혈관 질환의 위험을 증가시키고, 이는 뇌 기능 저하로 이어질 수 있습니다. 또한 가공식품에 포함된 인공 감미료와 첨가물은 신경독성을 유발하고, 산화 스트레스와 염증을 증가시켜 신경계에 해를 끼칠 수 있습니다. 과도한 알코올 섭취는 뇌 세포를 손상시켜 기억력과 학습 능력을 감소시킬 수 있습니다. 반면에 신선한 과일, 채소, 통곡물, 오메가-3 지방산이 풍부한 생선과 같은 식품은 강력한 항산화제와 필수 영양소를 제공하여 신경 세포를 보호하고 뇌의 기능을 유지하는 데 도움을 줍니다. 규칙적인 운동과 충분한 수면도 뇌의 회복력을 강화하고 노화 과정에서의 인지 기능 저하를 완화할 수 있습니다.

Q3 정신적인 스트레스 해소와 긴장감 완화에 도움이 되는 영양제가 있을까요?

정신적 스트레스나 긴장감을 완화하는 데 도움이 될 수 있는 영양제로는 마그네슘, 비타민 B군, 오메가-3 지방산, 비타민 D, 테아닌, 발레리안, 트립토판이 있습니다. 마그네슘은 신경계 기능을 조절하고 신체의 스트레스 반응을 완화하는 데 중요한 역할을 합니다. 비타민 B군은 에너지 생산을 증진하고, 스트레스 반응을 조절하며, 정신적 피로를 감소시키는 데 기여합니다. 오메가-3 지방산은 뇌 건강을 지원하고, 우울감 및 불안 감소에 도움이 될 수 있습니다. 비타민 D는 신경전달물질 시스템에 영향을 주어 기분 조절에 도움을 줄 수 있습니다. 테아닌과 발레리안은 억제성 신경전달물질인 GABA (gamma-aminobutyric acid) 활동을 증가시켜 이완 효과를 제공하고, 트립토판은 세로토닌의 전구물질로 기분 조절과 수면 개선에 도움을 줄 수 있습니다. 이들은 스트레스와 긴장을 관리하는 데 도움을 줄 수 있으나, 그 효과는 개인에 따라 다를 수 있습니다.

한번에 정리하기

기능	사용목적	주의사항
콜린 알포세레이트(Choline alfoscerate)		
• 아세틸콜린 생산 촉진 • 뇌 기능 지원	• 치매, 뇌졸중, 퇴행성 뇌 질환 • 인지 기능 강화	• 소화기 장애, 두통, 불안, 졸음, 불면증 • 뇌졸중 위험 증가 가능성
은행잎 추출물(*Ginkgo biloba extract*)		
• 혈관 확장 • 항산화 작용 • 항응고 작용	• 인지 기능 강화 • 두면부 혈액순환 개선	• 복통, 두통, 어지럼증 • 수술 전후 및 항응고제 복용 시 주의
포스파티딜세린(Phosphatidylserine)		
• 신경세포막 및 마이엘린 형성	• 인지 기능 강화 • 피부 건강	• 과다섭취 주의(소화기 장애, 불면증)
비타민 D (Cholecalciferol, Ergocalciferol)		
• 칼슘 흡수 조절 • 뼈의 형성 • 면역 체계 강화	• 골다공증 • 비타민 D 결핍 예방 • 면역력 강화	• 신장결석 및 신장 질환, 간 질환자 주의 • 알츠하이머 진행에 영향 • 과다 섭취 주의(고칼슘혈증, 소화기장애)
BCAA (Branched-chain amino acids)		
• 필수아미노산 • 근육 합성 촉진	• 근육 회복 및 성장 • 운동 능력 향상	• 당뇨 및 간, 심장 질환자 주의 • 과다 섭취 주의(다른 아미노산 흡수 방해)
가르시니아(Garcinia)		
• 식욕 억제 • 지방 대사 조절	• 체중 감소 도움	• 조증 유발 가능성 • 간, 심장, 신장 질환자 및 알레르기 또는 천식 시 주의 • 항우울제 복용 시 주의

뇌 건강 & 정신 건강과 영양제

현대인에게 비타민 B₁의 중요성: 정신 건강과 신경계 조절에 미치는 영향

비타민 B₁ (thiamine)은 탄수화물 분해를 통한 에너지 생산에 필수적이며, 신경전달 물질의 생성과 신경 세포의 전기적 신호 전달을 조절하는 데 중요한 역할을 합니다. 또한 티아민은 아미노산과 알코올 대사에 관여하는 여러 효소의 활성을 촉진하여, 이 물질들이 신체에서 적절히 처리될 수 있도록 돕습니다. 이를 통해, 티아민은 신체의 에너지 생산과 신경계의 건강 유지에 기여합니다.

이에 따라 티아민 결핍은 에너지 대사와 정신 건강에 부정적인 영향을 미칠 수 있습니다. 특히, 티아민 결핍은 α-케토글루타르산 탈수소효소(α-ketoglutarate dehydrogenase)의 활성 저하를 초래하여 TCA 회로(tricarboxylic acid cycle, Krebs cycle)의 효율을 감소시킵니다. 이는 에너지 대사의 ATP (adenosine triphosphate) 생산 감소로 이어지며, 세포는 필요한 에너지를 충당하기 위해 GABA shunt 과정을 활성화시킬 수 있습니다.

GABA shunt 과정은 GABA (γ-aminobutyric acid)를 사용해 숙신산

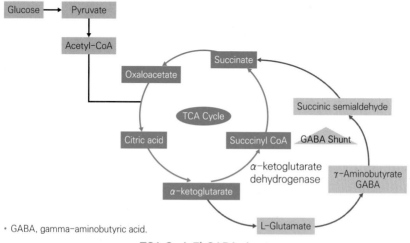

• GABA, gamma-aminobutyric acid.

TCA Cycle과 GABA shunt

(succinate)을 생성하여 TCA 사이클을 지원합니다. 그러나, 이 과정에서 사용된 GABA는 주요 억제성 신경전달물질로서 불안과 스트레스 반응을 조절하는 역할을 하므로, GABA의 감소로 인해 정신적 안정성을 유지하기 어려워질 수 있습니다.

현대인의 생활 방식은 티아민 결핍의 위험을 증가시킬 수 있습니다. 가공식품을 주로 섭취하고, 만성적인 스트레스를 받으며, 이뇨 작용을 하는 음료나 과도한 알코올을 많이 마시고, 극단적인 다이어트를 하는 것은 티아민의 소비를 늘리고 흡수를 줄일 수 있습니다. 티아민 결핍은 GABA 수준을 낮추어 불안감과 스트레스 반응 조절에 문제를 일으킬 수 있으므로, 신체적, 정신적 건강을 유지하기 위해 충분한 티아민의 섭취가 필요합니다.

✳ 참고문헌 ✳

1. Adventure-Heart DJ, Madden NA, Delfabbro P. Effects of vitamin B6 (pyridoxine) and a B complex preparation on dreaming and sleep. Percept Mot Skills. 2018;125(3):451–62.

2. Birks J, Grimley Evans J. Ginkgo biloba for cognitive impairment and dementia. Cochrane Libr. 2009.

3. Chong PZ, Ng HY, Tai JT, Lee SWH. Efficacy and safety of Ginkgo biloba in patients with acute ischemic stroke: A systematic review and meta-analysis. Am J Chin Med. 2020;48(3):513–34.

4. Clark I, Landolt HP. Coffee, caffeine, and sleep: A systematic review of epidemiological studies and randomized controlled trials. Sleep Med Rev. 2017;31:70–8.

5. Cleveland Clinic. Phosphatidylserine. [cited 2023]. Available from: https://my.clevelandclinic.org/health/drugs/25129-phosphatidylserine.

6. ClinMed International Library. Vitamin B12 and Circadian Rhythm Sleep Disorders: Patient Treatments vs. Controlled Studies [cited 2024]. Available from: https://clinmedjournals.org/articles/jsdm/journal-of-sleep-disorders-and-management-jsdm-5-027.php.

7. Crook T, Petrie W, Wells C, Massari DC. Effects of phosphatidylserine in Alzheimer's disease. Psychopharmacol Bull. 1992;28(1):61–6.

8. Dodge HH, Zitzelberger T, Oken BS, Howieson D, Kaye J. A randomized placebo-controlled trial of Ginkgo biloba for the prevention of cognitive decline. Neurology. 2008;70(19 Pt 2):1809–17.

9. Fernstrom JD. Branched-chain amino acids and brain function. J Nutr. 2005;135(6):1539S-1546S.

10. Fernstrom JD. Large neutral amino acids: dietary effects on brain neurochemistry and function. Amino Acids. 2013;45(3):419–30.

11. Jorissen BL, Brouns F, Van Boxtel MP, Ponds RW, Verhey FR, Jolles J, et al. The influence of soy-derived phosphatidylserine on cognition in age-associated memory impairment. Nutr Neurosci. 2001;4(2):121–34.

12. Kim D, Kim J, Kim S, Yoon M, Um M, Kim D, et al. Arousal-inducing effect of Garcinia cambogia peel extract in pentobarbital-induced sleep test and electroencephalographic analysis. Nutrients. 2021;13(8).

13. Kuller LH, Ives DG, Fitzpatrick AL, Carlson MC, Mercado C, Lopez OL, et al. Does Ginkgo biloba reduce the risk of cardiovascular events? Circ Cardiovasc Qual Outcomes. 2010;3(1):41–7.

14. Lai R-H, Hsu C-C, Yu B-H, Lo Y-R, Hsu Y-Y, Chen M-H, et al. Vitamin D supplementation worsens Alzheimer's progression: Animal model and human cohort studies. Aging Cell. 2022;21(8):e13670.

15. Lee G, Choi S, Chang J, Choi D, Son JS, Kim K, et al. Association of L-α glycerylphosphorylcholine with subsequent stroke risk after 10 years. JAMA Netw Open. 2021;4(11):e2136008.

독이 되는 영양제

16. Lichstein KL, Payne KL, Soeffing JP, Heith Durrence H, Taylor DJ, Riedel BW, et al. Vitamins and sleep: an exploratory study. Sleep Med. 2007;9(1):27–32.

17. Lopez AM, Kornegay J, Hendrickson RG. Serotonin toxicity associated with Garcinia cambogia over-the-counter supplement. J Med Toxicol. 2014;10(4):399–401.

18. Nguyen DC, Timmer TK, Davison BC, McGrane IR. Possible Garcinia cambogia-induced mania with psychosis: A case report. J Pharm Pract. 2019;32(1):99–102.

19. Parnetti L, Amenta F, Gallai V. Choline alphoscerate in cognitive decline and in acute cerebrovascular disease: an analysis of published clinical data. Mech Ageing Dev. 2001;122(16):2041–55.

20. Sagaro GG, Amenta F. Choline-containing phospholipids in stroke treatment: A systematic review and meta-analysis. J Clin Med. 2023;12(8).

21. Stronger by Science [Internet]. The effects of Vitamin D on sleep [cited 2024]. Available from: https://www.strongerbyscience.com/research-spotlight-vitamind-sleep/.

22. Vellas B, Coley N, Ousset P-J, Berrut G, Dartigues J-F, Dubois B, et al. Long-term use of standardised Ginkgo biloba extract for the prevention of Alzheimer's disease (GuidAge): a randomised placebo-controlled trial. Lancet Neurol. 2012;11(10):851–9.

근골격계와 전신 컨디션에
주의해야 하는 영양제

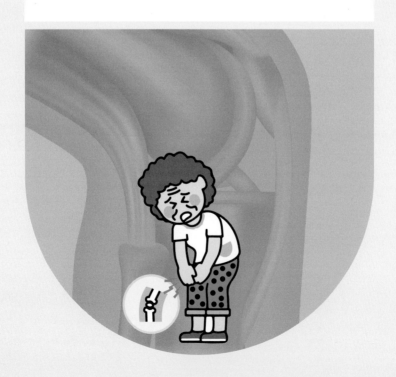

근골격계와 전신 컨디션에 주의해야 하는 영양제

- ❋ **비타민 A** (Retinol, retinal, retinoic acid)
- ❋ **비타민 B3** (Niacin)
- ❋ **글루코사민**(Glucosamine), **콘드로이친**(Chondroitin)
- ❋ **비타민 B6** (Pyridoxine)
- ❋ **아연**(Zinc, Zn)
- ❋ **쏘팔메토**(Saw palmetto)
- ❋ **비타민 E** (Tocopherol)

근골격계 통증은 일상생활의 질을 저하시키는 주요 요인입니다. 우리는 건강한 몸과 활동적인 삶을 유지하기 위해 다양한 영양제를 복용하는 경우가 많습니다. 그러나 이러한 영양제가 항상 긍정적인 결과를 가져오는 것은 아닙니다. 실제로 일부 영양제의 부작용으로 근골격계와 전신 건강에 악영향을 미칠 수 있습니다. 예를 들어, 특정 영양 성분은 골절 위험을 증가시키거나, 통풍을 악화시킬 수 있습니다. 또한 저림과 같은 신경계 문제를 일으키고 말초신경에 손상을 일으킬 수 있으며, 에너지 대사를 방해하거나 피로감을 유발할 수 있습니다. 따라서 영양제를 사용할 때는 신중한 접근이 필요합니다. 영양제의 종류, 복용량 및 복용 기간을 주의 깊게 고려하고, 기존 건강 상태를 생각하여 복용 목적에 적합한지 평가해야 합니다.

비타민, 미네랄의 상호작용과 과다 섭취 위험

과도한 비타민 A의 섭취는 비타민 D의 작용을 방해하여 골밀도가 낮아지고 골절 위험이 증가할 수 있습니다. 과도한 아연의 섭취는 구리 결핍을 유발하여 신경 손상과 빈혈을 유발할 수 있습니다. 또한 비타민 B_6를 과도하게 섭취할 경우 신경 손상이 발생할 수 있으며, 비타민 E의 과다 섭취는 피로를 증가시키고 사망 위험을 높일 수 있습니다.

 개인의 건강상태에 따른 영양제의 효능과 부작용

영양제의 효과는 개인의 건강 상태에 따라 다를 수 있습니다. 비타민 B_3는 에너지 대사를 촉진하는 데 도움을 주지만, 통풍 환자나 요산 수치가 높은 사람에게는 부정적인 영향을 미칩니다. 글루코사민과 콘드로이친은 골관절염 환자에게 유익할 수 있지만, 류마티스 관절염 환자에게는 적합하지 않을 수 있습니다. 쏘팔메토는 전립선 비대증 증상을 완화하는 데 사용되지만, 그 효과는 명확하게 입증되지 않았으며, 일부 사용자에게는 피로감과 성기능 장애와 같은 부작용이 발생할 수 있습니다.

⑤ 비타민 A (Retinol, retinal, retinoic acid)

(비타민 A에 대한 설명은 21페이지 참고)

비타민 A는 지용성 비타민으로 주요 형태인 레티놀(레티노이드)과 그의 전구체인 베타카로틴(카로티노이드)을 포함합니다. 비타민 A는 시각 기능 유지에 필수적이며, 세포 성장 및 분화에 기여하고, 면역 체계를 강화하여 감염에 대한 저항력을 높여줍니다.

그러나 비타민 A의 과다 섭취는 골절 위험을 증가시킬 수 있습니다. 메타분석 연구에 따르면, 비타민 A와 레티놀 섭취량이 높은 경우는 낮은 경우와 비교하여 고관절 골절 위험을 각각 29%, 23%씩 증가시켰습니다. 또한 다변량 분석에서 레티놀의 일일 섭취량이 1 mg씩 증가할수록 고관절의 골절 위험이 68% 증가한 것으로 나타났으며, 다른 연구에서도 비타민 A의 일일 섭취량이 하루 1.5 mg (1,500 μg) 이상일 경우, 0.5 mg 미만 섭취군에 비교하여 뼈의 미네랄 밀도가 6~14% 감소하고, 고관절 골절 위험이 두 배로 증가한 것으로 보고되었습니다.

비타민 A가 뼈 건강에 부정적인 영향을 미치는 기전은 아직 완전히 밝혀지지 않았지만, 뼈의 리모델링 과정에 영향을 미쳐 뼈 흡수를 증가시키고 뼈 형성을 감소시킬 가능성이 있습니다. 특히, 비타민 A와 비타민 D는 일부 대사 경로와 수용체를 공유하여 비타민 A를 과도하게 섭취하면 비타민 D의 활동을 방해할 수 있습니다. 비타민 D는 칼슘의 흡수와 뼈 건강 유지에 중요한 역할을 하므로, 비타민 D의 기능이 저하되면 칼슘 흡수가 감소하여 뼈가 약해지고 골절 위험이 높아질 수 있습니다.

결론적으로, 비타민 A의 과도한 섭취는 골다공증 및 골절 위험과 관련되며, 특히 비타민 A의 상한섭취량인 3,000 μg 미만에서도 골절 및 골다공증의 위험이 증가할 수 있습니다. 따라서 비타민 A 섭취 시 주의가 필요하며, 특히 골절 위험이 높은 경우 비타민 A의 섭취량을 신중하게 관리할 필요가 있습니다.

근골격계와 전신 컨디션에 주의해야 하는 영양제

🔵 비타민 B₃ (Niacin)

(비타민 B₃에 대한 설명은 46페이지 참고)

비타민 B₃, 니아신은 탄수화물, 지방, 단백질을 에너지로 전환하는 데 중요한 역할을 합니다. 이는 신체의 정상적인 대사 과정을 지원하며 피로 회복에 도움을 줄 수 있습니다. 그러나, 특정 건강 상태를 가진 사람들에게는 비타민 B₃의 섭취가 부정적인 영향을 미칠 수 있습니다. 특히 통풍 환자와 요산 수치가 높은 사람들에게는 주의가 필요합니다.

통풍은 요산 결정이 관절에 축적되어 염증과 심한 통증을 유발하는 질환으로, 니아신은 요산의 대사에 중요한 역할을 합니다. 니아신은 요산 분해 효소를 억제하고, 체내 요산 배출을 방해하여 혈중 요산 농도를 증가시킬 수 있습니다. 특히 하루 100 mg 이상 고용량의 니아신을 섭취할 경우, 신장의 요산 배출 과정에 영향을 미쳐 요산 배설이 저해될 수 있습니다. 이로 인해 혈중 요산 농도가 더욱 증가하고 통풍 발생 위험이 높아질 수 있습니다.

니아신의 이러한 부작용은 주로 보충제 형태로 고용량을 섭취할 때 나타납니다. 일반적으로 식품을 통한 니아신 섭취는 안전하지만, 고용량 보충제를 통한 섭취는 통풍 발병과 같은 부작용의 위험을 증가시킬 수 있습니다. 또한 다양한 비타민 음료, 피로회복제 등에 비타민 B₃가 함유되어 있어, 통풍 환자 혹은 요산 수치가 높은 사람들은 식품이나 음료를 선택할 때 니아신의 함량을 확인하는 습관이 필요합니다.

🔵 글루코사민(Glucosamine)과 콘드로이친(Chondroitin)

(글루코사민에 대한 설명은 144페이지 참고)

글루코사민과 콘드로이친은 관절 건강을 돕는 영양 보충제로 널리 알려져 있습니다. 글루코사민은 주로 갑각류의 껍질에서 추출되며, 연골 조직의 주요 성분으로서 연골 건강과 회복을 지원하는 데 기여할 수 있습니다. 콘드로이친은 동물 연골에서 주로 추출되며, 연골 내 수분 유지와 탄력성 제공에 중요한 역할을 하고, 관절의 마모와 손상을 감소시키는 데 도움을 줄 수 있습니다.

메타분석 연구 결과, 글루코사민은 무릎의 퇴행성 관절염에서 관절 공간 축소, 통증, 뻣뻣함, 신체 기능 점수를 포함한 지표들에 유의한 효과를 보였으며, 관절 연골의 퇴화 과정을 늦출 수 있는 가능성이 제시되었습니다. 반면, 콘드로이친의 경우 무릎 퇴행성 관절염 환자에서 통증, 이동성, 일상생활 활동 등에 일정 정도의 효과를 보였지만, 관절의 구조적 변화에 대한 효능은 입증되지 않았습니다. 또한 효능에 대해 상반된 연구 결과도 혼재하고 있어 과대 해석에 주의가 필요합니다.

또한 글루코사민과 콘드로이친의 류마티스 관절염 환자에 대한 효능과 안전성은 아직 충분히 검증되지 않았습니다. 이러한 이유로, 일부 전문가들은 류마티스 관절염 환자에게 이 보충제의 사용을 권장하지 않습니다. 류마티스 관절염은 면역계가 자신의 몸을 공격하는 자가면역 질환입니다. 글루코사민과 콘드로이친은 연골의 증가를 유도할 수 있지만, 이 과정에서 면역계의 공격 인자를 활성화시켜 염증, 발작, 통증 반응이 증가할 수 있습니다. 또한, 글루코사민은 조개류, 갑각류, 황에 대한 알레르기가 있는 사람들에게 알레르기 반응을 일으킬 수 있으므로 사용 전 알레르기 여부를 확인하는 것이 필요합니다.

현재까지의 연구 결과를 종합해 보면, 글루코사민과 콘드로이친이 퇴행성 관절염을 예방한다는 명확한 증거는 부족하지만, 무릎 관절의 퇴행성 관절염

콘드로이친 황산염(Chondroitin Sulfate)

☑ 기능	관절 및 연골 건강에 도움을 줄 수 있음
☑ 일일 섭취량	콘드로이친으로서 1,200 mg
☑ 상한 섭취량	(−)
☑ 사용목적	골관절염의 증상 완화
☑ 주의	알레르기 유발, 수술 전후 및 항응고제 복용 시 주의, 영·유아, 어린이, 임산부 및 수유부 주의

환자에게는 증상 완화에 도움을 줄 수 있습니다. 그러나 무릎 외 다른 관절에 대한 효과는 추가 연구가 필요합니다. 특히 류마티스 관절염 환자의 경우, 이 보충제가 증상을 악화시킬 수 있으므로 사용 시 주의가 필요합니다. 알레르기가 있는 경우에는 복용 전 반드시 알레르기 유무를 확인해야 합니다.

❸ 비타민 B6 (Pyridoxine)

(비타민 B6에 대한 설명은 25페이지 참고)

비타민 B6, 피리독신은 수용성 비타민으로, 단백질 대사와 신경계 기능에 중요한 역할을 합니다. 비타민 B6는 뇌 건강과 면역 체계 강화에도 기여하며, 신경전달물질의 합성을 통해 신경 신호 전달에 관여합니다. 또한, 호모시스테인 수치를 조절하여 심혈관 질환의 위험을 줄이는 데 도움을 줍니다.

그러나 비타민 B6의 과다 섭취는 부작용을 유발할 수 있습니다. 특히 하루에 500 mg 이상 섭취할 경우, 비타민 B6로 인해 광과민성과 신경독성이 나타날 수 있습니다. 이러한 신경계 관련 부작용에는 감각 이상, 손발의 저림, 발과 다리의 통증 및 무감각, 그리고 팔다리의 위치 감지 및 진동 감각에 영향을 미치는 증상이 포함되며, 심한 경우 신경 손상까지 포함될 수 있습니다. 네덜란드 약물감시 센터 Lareb (Netherlands Pharmacovigilance Centre Lareb)에 따르면, 비타민 B6로 인한 감각 신경 통증 사례가 다수 보고되었으며, 이들 사례에서 비타민 B6의 부작용을 일으킨 용량은 1.5 mg에서 100 mg 사이로 다양했습니다. 현재 비타민 B6의 상한섭취량은 100 mg으로 설정되어 있지만, 이보다 낮은 용량에서도 신경계통 부작용이 보고되고 있는 것입니다. 특히 종합 비타민 보충제를 섭취하는 노인들 사이에서는 비타민 B6와 관련된 만성 말초신경병증 사례가 종종 보고되고 있습니다.

비타민 B6는 수용성 비타민으로 일반적으로 안전하게 여겨져 일부 제품에서는 하루 권장 섭취량의 20배를 초과하는 용량이 포함되기도 합니다. 그러나 최근 유럽식품안전청(European Food Safety Authority, EFSA)은 하루

50 mg 이상의 비타민 B6 섭취가 신경학적 부작용과 관련 있다고 보고, 상한 섭취량을 하루 25 mg으로 하향 조정했습니다. 이는 미국 농무부와 국내에서 설정한 100 mg의 상한섭취량보다 낮은 용량입니다.

비타민 B6가 신경독성을 일으키는 기전은 아직 명확히 밝혀지지 않았으나, 고용량의 비타민 B6가 신경 세포에 직접적인 독성을 미칠 수 있으며, 과도한 자극이나 스트레스를 유발하여 신경 세포의 기능 장애나 손상을 초래할 수 있다고 알려져 있습니다. 또한, 이는 신경전달물질의 불균형, 수초의 손상, 감각 신경의 과활성화와 관련될 수 있습니다. 실험 연구에 따르면, 비타민 B6은 특정 조건하에서 신경세포의 세포자살(apoptosis)을 유발할 수 있으며, 이는 뿌리 신경절(dorsal root ganglion, DRG)의 감각 신경세포 괴사와 말단 및 중추 감각 전도의 퇴화를 초래할 수 있습니다. 특히, 큰 직경을 가진 신경 세포가 이러한 영향에 더 민감하게 반응하고, 신경 손상의 정도는 피리독신의 투여 기간과 용량, 그리고 신경세포의 감수성에 따라 달라지는 것으로 나타났습니다.

이러한 연구 결과들은 비타민 B6 보충제의 적절한 사용량이 중요하다는 것을 강조하고 있습니다. 수용성 비타민일지라도 과다 섭취 시 부작용이 있을 수 있고, 하루 50 mg 미만의 용량에서도 부작용의 가능성을 완전히 배제할 수 없다는 것을 인지하고, 장기 복용에 주의해야 합니다.

🔄 아연(Zinc, Zn)

아연은 인체에 필수적인 미네랄로, 면역 체계의 정상적인 기능 유지, 세포 분열 및 성장 촉진, 상처 치유, 단백질 및 DNA 합성, 호르몬 조절, 감각 기능 유지 등 다양한 생리적 기능을 수행합니다. 최근 연구에서 아연 복용이 감기 초기 증상 완화에 효과적이라는 결과가 나타났습니다. 이로 인해 면역 기능을 향상시킬 수 있다는 관심이 증가하면서 아연 보충제에 대한 수요도 함께 높아지고 있습니다.

그러나 고용량 또는 장기간의 아연 보충제 복용은 면역 체계 기능 저하, 위장 장애, 구리 결핍을 유발할 수 있습니다. 구리 결핍은 팔다리의 저림과 약화와 같은 신경학적 증상과 빈혈을 초래할 수 있습니다. 성인의 경우, 아연의 상한섭취량은 하루 35 mg으로 설정되어 있지만, 이보다 낮은 용량에서도 관련 부작용이 보고된 바 있습니다. 특히 노인 환자의 경우, 아연 보충으로 인한 감각 이상과 보행 장애 등이 보고된 바 있습니다.

아연과 구리는 체내에서 동일한 흡수 경로를 공유하기 때문에, 아연의 과도한 섭취는 구리의 흡수를 방해할 수 있습니다. 또한 아연은 체내에서 금속 킬레이터인 메탈로티오네인(metallothionein)의 생성을 촉진시키며, 이는 구리와 결합하여 구리의 저장을 증가시킵니다. 이러한 과정은 혈액과 조직 내 구리 수준을 감소시키고, 구리 수준이 낮아지면 헤모글로빈 합성에 영향을 미쳐 빈혈을 유발할 수 있습니다. 구리는 또한 신경계에서 중요한 역할을 하는 여러 효소의 활성에 필수적이기 때문에, 구리 결핍은 이러한 효소의 활성 저하로 이어지며, 결과적으로 신경계 기능 저하와 감각 이상을 일으킬 수 있습니다. 따라서 아연 보충은 필요한 경우 적절한 기간과 용량으로 제한하여 사용해야 합니다.

그 밖에 아연을 함유한 코 스프레이 제품 사용은 코 내부의 감각 세포에 영향을 줄 수 있으며, 후각 상실과 같은 부작용을 유발할 수 있습니다. 이는 아연이 코의 감각 신경세포와 직접 접촉하여 세포의 정상적인 기능을 방해하기

아연(Zinc, Zn)

☑ 기능	(가) 정상적인 면역기능에 필요
	(나) 정상적인 세포분열에 필요
☑ 일일 섭취량	2.55~12 mg
☑ 상한 섭취량	성인 35 mg
☑ 사용목적	감기, 독감, 면역력 강화
☑ 주의	과다 섭취 주의(소화기 장애, 구리결핍으로 인한 신경손상, 피로감, 전립선암 위험 증가)

때문입니다. 사용 후 타는 듯한 느낌이나 화끈거림을 경험할 수 있으며, 심한 경우 장기적인 후각 상실이 발생할 수도 있습니다.

이와 같은 위험을 고려하여, 아연 보충제 복용과 관련 제품 사용 시 주의가 필요합니다. 복용량과 기간에 대한 지침을 준수하고, 장기간 사용할 경우 전문가와 상담이 필요합니다. 특히 노인의 경우, 아연과 구리의 균형을 유지하는 것이 중요합니다. 이 두 미네랄의 균형이 깨지면 건강에 부정적인 영향을 미칠 수 있으므로, 주기적인 모니터링과 관리가 필요합니다.

⊖ 쏘팔메토(Saw palmetto)

(쏘팔메토에 대한 설명은 85페이지 참고)

쏘팔메토는 톱야자(*Serenoa repens*) 열매에서 추출한 추출물로, 주요 성분으로는 베타-시토스테롤, 피토스테롤, 다양한 지방산 등이 포함되어 있습니다. 이 추출물은 주로 전립선 건강을 증진하며, 전립선 비대증(benign prostatic hyperplasia, BPH)의 증상 완화에 사용됩니다.

연구에 따르면 쏘팔메토가 일부 환자에게는 제한적인 이점을 제공할 수 있지만, 체계적 문헌 고찰 및 코크란 리뷰에서는 쏘팔메토의 효과가 위약보다 유의미하게 더 나은 것이 아니라고 지적하고 있습니다. 특히, 이 리뷰는 쏘팔메토가 전립선 크기나 요로 증상 개선에 효과적이지 않다고 결론지었습니다. 다른 대규모 연구들 역시 전립선 비대증 증상의 개선에 쏘팔메토와 위약 간의 유의미한 차이를 보이지 않았다고 보고하고 있습니다. 그럼에도 불구하고, 전립선 비대증에 쏘팔메토와 리코펜, 셀레늄, 탐술로신과 같은 다른 요법과 병용했을 때 더 나은 효과를 보일 수 있다는 연구 결과가 있어, 이 분야의 추가 연구가 진행 중입니다.

대체로 쏘팔메토는 심각한 부작용을 일으키지 않는 것으로 알려져 있지만, 고용량을 섭취하거나 장기간 사용할 경우 복통, 설사, 메스꺼움과 같은 소화기 증상이나 두통, 피로, 성욕 감소 등의 부작용이 발생할 수 있습니다. 이러한 부작용은 쏘팔메토가 5α-reductase를 억제하여 디하이드로테스토스테론(dihy-drotestosterone, DHT)의 생산을 줄이는 작용을 통해 발생할 수 있습니다. 이는 전립선 세포의 증식을 억제하고 전립선 크기를 감소시킬 수 있지만, 동시에 테스토스테론 대사에 영향을 미쳐 피로감, 성욕 감소 또는 성기능 장애 같은 부작용을 유발할 수 있습니다.

쏘팔메토의 테스토스테론 대사에 대한 영향은 논란이 있습니다. 또한 쏘팔메토의 효능과 부작용은 개인에 따라 다를 수 있습니다. 따라서 전립선 건강에 대한 확실한 증거가 부족한 상황에서는 사용하기 전에 전문가와 상담하는 것이 좋습니다.

🔄 비타민 E (Tocopherol)

(비타민 E에 대한 설명은 28페이지 참고)

비타민 E는 지용성 비타민으로 주로 항산화제로 작용하여 세포를 자유라디칼로부터 보호합니다. 이는 세포의 산화적 손상을 방지함으로써 노화 과정을 늦추고, 만성 질환의 위험을 감소시키는 데 도움을 줄 수 있습니다.

그러나, 고용량의 비타민 E 섭취는 피로감, 메스꺼움, 설사 등 소화기계 증상 및 출혈과 같은 부작용을 유발할 수 있습니다. 특히, 일부 연구에서는 하루 400 IU를 초과하는 비타민 E 섭취가 비정상적인 피로감과 위약감을 초래할 수 있음을 지적합니다. 또한 존스홉킨스 대학의 연구에서는 하루 400 IU 이상의 비타민 E 복용이 사망 위험을 증가시킬 수 있다고 보고하였습니다. 이는 비타민 E의 상한섭취량(약 800 IU)보다 낮은 용량에서도 부작용이 나타날 수 있음을 보여주고 있습니다.

비타민 E가 과다 섭취될 경우 피로감을 유발하는 구체적인 생리적 메커니즘은 규명되지 않았습니다. 다만, 비타민 E는 지질 대사 과정에 영향을 미치고, 다른 영양소의 흡수 및 대사를 방해할 수 있습니다. 또한, 비타민 E의 항산화 작용이 과도할 경우 체내의 산화-환원 균형을 방해하여 면역 체계가 필요로

하는 적절한 산화 스트레스 수준을 방해할 수 있으며, 이는 면역 반응을 과도하게 억제하거나 변조할 가능성이 있습니다.

따라서 비타민 E를 포함한 보충제를 복용할 때는 권장 용량을 확인하는 것이 중요합니다. 특히 하루 400 IU를 초과하는 고용량 섭취는 피해야 하며, 피로감이나 다른 부작용이 나타날 경우 복용을 중단하고 모니터링하는 것이 바람직합니다.

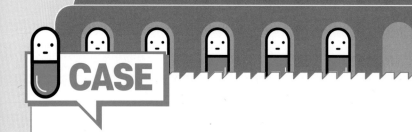

CASE

평소 이명과 녹내장을 앓고 있는 65세 남성 환자분이 어지러움과 피로감을 호소하며 내원하셨습니다. 환자분께서는 최근 혈액순환을 개선하기 위해 아르기닌을 복용하기 시작했으며, 아르기닌 복용 후 어지러움과 피로감 증상이 시작되었다고 합니다.

무엇이 문제였을까요?

아르기닌은 혈관을 확장시켜 혈액 순환을 개선하는 효과가 있지만, 이로 인해 혈압이 낮아질 수 있습니다. 특히 노년층 환자의 경우, 혈관 확장과 혈압 변화로 인해 어지럼증을 경험할 수 있습니다. 또한 아르기닌은 체내에서 다양한 대사 과정을 촉진시키는데, 이는 건강이 취약한 노인 환자에게는 추가적인 스트레스를 줄 수 있어 전반적인 피로감을 증가시킬 수 있습니다. 개인의 건강 상태에 따라 아르기닌에 대한 반응은 다양할 수 있습니다. 특히 노인 환자는 보충제 사용 시 주의가 필요하며, 혈압 변화에 민감한 환자의 경우에는 아르기닌 사용에 더욱 신중해야 합니다.

Q&A

Q1 관절 건강을 위해 어떤 영양제를 섭취하는 것이 도움이 될까요?

퇴행성 관절염에 도움이 될 수 있는 영양제로는 MSM (methyl-sulfonylmethane), 글루코사민, 콘드로이친, 보스웰리아, 초록홍합 등이 있습니다. MSM은 염증성 사이토카인을 억제하고, 항산화 작용으로 결합조직을 보호하여 관절염의 염증 반응을 완화할 수 있습니다. 글루코사민과 콘드로이친은 관절 연골의 구성 성분으로, 강직성 개선이나 통증 완화에 도움을 줄 수 있습니다. 보스웰리아는 염증 반응을 억제하고 관절의 뻣뻣함을 개선하는 데 도움을 줄 수 있으며, 초록홍합은 오메가-3 지방산을 함유하여 항염증 및 항산화 효과를 제공합니다. 그러나 이러한 영양제들의 효능은 개인에 따라 다를 수 있습니다.

Q2 통풍 환자는 어떤 영양소를 피해야 하며, 어떤 식습관을 유지하는 것이 좋을까요?

통풍 환자는 퓨린 함량이 높은 식품을 피해야 합니다. 퓨린 함량이 높은 식품에는 붉은 고기, 내장류, 일부 해산물(정어리, 고등어, 멸치) 등이 포함됩니다. 퓨린은 체내에서 분해되어 요산을 생성하는데, 과도한 요산은 통풍 발작을 유발할 수 있습니다. 또한 맥주와 같은 발효주도 요산 수치를 높일 수 있고, 과당도 요산 생성을 증가시킬 수 있으므로 과당이 많은 음료나 과자, 그리고 망고나 파인애플과 같은 과일의 과도한 섭취를 피해야 합니다. 비타민 B_3(니아신)는 요산 배출을 억제할 수 있으므로 통풍 환자는 이 비타민의 섭취

근골격계와 전신 컨디션에 주의해야 하는 영양제

191

를 제한해야 합니다. 통풍 환자가 건강한 식습관을 유지하기 위해서는 충분한 수분 섭취가 중요하며, 저퓨린 식단을 위해 채소, 전곡류, 저지방 유제품을 섭취하고, 체중 관리를 통해 통풍의 위험을 감소시키는 것이 도움이 됩니다.

Q3 근육을 만들고 운동 능력을 강화하기 위해 어떤 영양제를 섭취하면 좋을까요?

단백질 보충제는 근육 성장에 필수적인 아미노산을 제공하며, 특히 고강도 운동을 하는 사람들에게 도움이 됩니다. 그러나 과다 섭취 시 신장에 부담을 줄 수 있습니다. 크레아틴은 ATP 재합성을 증가시켜 운동 능력을 향상시키고 근육의 크기와 근력을 증가시키지만, 부작용으로 체중 증가와 소화 장애가 있을 수 있습니다. BCAA (branched-chain amino acids)는 운동 중 근육 손실을 줄이고 근육 단백질 합성을 촉진하여 지구력 향상에 도움을 주지만, 과다 섭취 시 피로감, 혼란, 식욕 감소 등의 부작용이 발생할 수 있습니다. 베타-알라닌은 근육 내 카르노신(carnosine) 수준을 높여 고강도 운동 중 산성도를 감소시키고 피로를 지연시킬 수 있으나, 피부의 따끔거림과 같은 감각적 부작용을 일으킬 수 있습니다. 오메가-3 지방산은 염증을 줄이고 근육 회복을 촉진하며 심혈관 건강 향상에 도움을 줄 수 있지만, 고용량 섭취 시 출혈 위험이 증가할 수 있습니다.

한번에 정리하기

기능	사용목적	주의사항

비타민 A (Retinol, retinal, retinoic acid)

기능	사용목적	주의사항
• 시력기능 • 면역 체계 • 피부 건강 • 유전자 발현 조절	• 눈 건강 • 피부 강화 • 면역력 강화	• 간 질환자 주의 • 흡연자 주의(폐암 발생 가능성) • 과다 섭취 주의(간독성, 뼈 건강, 기형 발생)

비타민 B3 (Niacin)

기능	사용목적	주의사항
• 에너지 생성 • 지방산 합성	• 고지혈증 • 여드름 및 기타 피부 질환	• 소화기 장애(소화불량, 오심) • 홍조, 두통 및 어지러움 • 통풍 환자 주의 • 과다 섭취 주의(간독성, 혈당상승)

글루코사민(Glucosamine)

기능	사용목적	주의사항
• 연골 구조 및 기능 유지	• 골관절염 증상 완화	• 알레르기 반응(류마티스 환자 주의) • 간질환(간독성, B형간염 활성화), 심장 및 신장 질환자 주의 • 수술 전후 및 항응고제 복용 시 주의

콘드로이친(Chondroitin)

기능	사용목적	주의사항
• 연골 구조 및 기능 유지	• 골관절염 증상 완화	• 알레르기 반응(류마티스 환자 주의) • 수술 전후 및 항응고제 복용 시 주의

비타민 B6 (Pyridoxine)

기능	사용목적	주의사항
• 아미노산 및 에너지 대사 • 호모시스테인 대사 • 신경전달물질 생성 • 적혈구 생성	• 심혈관계 건강 증진 • 말초신경병증 • 입덧 완화	• 흡연자 주의(폐암 발생) • 과다 섭취 주의(신경손상)

아연(Zinc, Zn)

기능	사용목적	주의사항
• 에너지 대사 • 세포 성장 • 단백질 합성 • 호르몬 균형	• 면역력 증진 • 전립선 건강 • 신체 성장 지원	• 과다 섭취 주의(소화기 장애, 구리결핍으로 인한 신경손상, 피로감, 전립선암 위험 증가)

근골격계와 전신 컨디션에 주의해야 하는 영양제

기능	사용목적	주의사항

쏘팔메토(Saw palmetto)

기능	사용목적	주의사항
• 전립선 건강 증진	• 전립선비대증, 배뇨촉진	• 소화기 장애(오심, 설사) • 과민반응(췌장염, 간염) • 항응고제 복용 시 주의 • 과다 섭취 주의(피로감, 두통, 성욕 감소)

비타민 E (Tocopherol)

기능	사용목적	주의사항
• 항산화 작용 • 항응고 작용	• 심혈관계 건강 증진 • 면역력 강화 • 피부 건강	• 흡연자 주의(심혈관계 질환 위험 증가) • 항응고제 복용 시 주의 • 에스트로겐 의존성 질환 시 주의 • 과다 섭취 주의(출혈 위험 증가)

스타틴 약물에 의한 근육통

스타틴은 고지혈증을 치료하는 데 사용되며, 저밀도 지단백(low-density lipoprotein, LDL) 콜레스테롤 수치를 낮추는 데 효과적입니다. 이 약물은 간에서 콜레스테롤의 생산을 줄이고, 혈액 속 LDL 콜레스테롤의 제거를 촉진합니다. 그러나 일부 사용자에게는 부작용이 나타날 수 있습니다.

가장 흔한 부작용은 근육통으로, 약 10% 이상의 사용자가 이를 경험할 수 있습니다. 이는 근육의 통증이나 뻣뻣함으로 나타나며, 심한 경우 횡문근융해증과 같은 근육 조직 손상을 유발할 수 있습니다. 또한, 소화 장애, 두통, 기분 변화, 피로 등의 부작용도 보고되고 있으며, 이러한 증상들은 대체로 10% 미만의 사용자에게 나타납니다. 소화 장애는 메스꺼움, 설사, 변비 등의 형태로, 기분 변화는 우울증 또는 불안으로 나타날 수 있습니다. 1% 미만의 사용자에

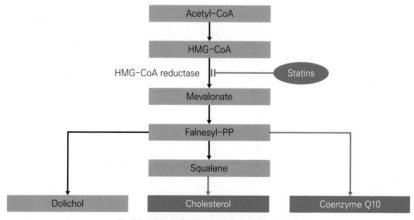

콜레스테롤 생합성 경로와 스타틴의 작용

스타틴이 HMG-CoA 환원효소를 억제하여 메발론산(mevalonate)으로의 전환을 막고, 그 결과 콜레스테롤(cholesterol)과 코엔자임 Q10 (Coenzyme Q10)의 생성을 저해합니다.

• Acetyl-CoA, acetyl coenzyme A; HNG-CoA, 3-hydroxy-3-methylglutaryl-coenzyme A; HMGCoA reductase, 3-hydroxy-3-methylglutaryl-coenzyme A reductase; Falnesyl- PP, farnesyl pyrophosphate.

서 간 기능 이상, 발진, 가려움증 등 피부 반응이 발생할 수 있으며, 0.1% 미만의 사용자에서 당뇨병 위험 증가, 기억력 감소, 혼란 등의 신경계 증상이 나타날 수 있습니다.

스타틴이 근육통을 유발하는 주요 원인은 몇 가지로 설명될 수 있습니다. 먼저, 스타틴은 HMG-CoA 환원 효소(3-hydroxy-3-methylglutaryl-coenzyme A reductase)를 억제하여 콜레스테롤 생산을 줄이는데, 이 효소의 억제로 인해 코엔자임 Q10의 생산도 감소합니다. 코엔자임 Q10은 에너지 생성에 필수적인 성분으로, 그 부족은 근육세포에서 에너지 부족을 초래하고, 결국 근육통이나 근육 약화가 발생할 수 있습니다. 또한, 스타틴은 근육 조직에 직접적인 독성을 가질 수 있어, 근육 세포의 세포막 안정성을 해치거나 단백질 합성에 영향을 미칠 수 있습니다. 이러한 영향은 근육 손상이나 염증을 유발할 수 있습니다. 이러한 기전을 통해 스타틴은 근육통을 유발할 수 있습니다.

스타틴 부작용으로 근육통이 발생할 경우, 몇 가지 방법으로 증상을 관리할 수 있습니다. 우선, 약의 용량을 조정하거나 다른 약물로 전환하는 것을 고려할 수 있습니다. 또한, 코엔자임 Q10 보충제를 복용하면 근육통을 완화하는 데 도움이 될 수 있습니다. 이는 코엔자임 Q10이 미토콘드리아 기능을 향상시키고 근육세포에서 에너지 생성을 촉진하기 때문입니다. 만약 근육통이 지속되거나 심해지는 경우, 전문가의 조언을 구해 추가적인 손상이나 합병증을 방지해야 합니다.

✳ 참고문헌 ✳

1. Agbabiaka TB, Pittler MH, Wider B, Ernst E. Serenoa repens (saw palmetto): a systematic review of adverse events: A systematic review of adverse events. Drug Saf. 2009;32(8):637–47.

2. Alexander TH, Davidson TM. Intranasal Zinc and Anosmia: The Zinc-Induced Anosmia Syndrome. Laryngoscope. 2006;116(2):217-20.

3. Fosmire GJ. Zinc toxicity. Am J Clin Nutr. 1990;51(2):225-7.

4. Gupta N, Carmichael MF. Zinc-induced copper deficiency as a rare cause of neurological deficit and anemia. Cureus. 2023;15(8):e43856.

5. Healthfully.com. "Can Niacin Cause Gout?" [cited 2023]. Available from: https://healthfully.com/474323-can-niacin-cause-gout.html.

6. Johns Hopkins Medicine. "STUDY SHOWS HIGH-DOSE VITAMIN E SUPPLEMENTS MAY INCREASE RISK OF DYING" [cited 2023]. Available from: https://www.hopkinsmedicine.org/press_releases/2004/11_10_04.html.

7. Knapik JJ, Hoedebecke SS. Vitamin A and bone fractures: Systematic review and meta-analysis. J Spec Oper Med. 2021 Summer;21(2):100–7.

8. Mayo Clinic. "Vitamin E (Oral Route) Side Effects" [cited 2023]. Available from: https://www.mayoclinic.org/drugs-supplements/vitamin-e-oral-route/side-effects/drg-20068918.

9. Melhus H, Michaëlsson K, Kindmark A, Bergström R, Holmberg L, Mallmin H, et al. Excessive dietary intake of vitamin A is associated with reduced bone mineral density and increased risk for hip fracture. Ann Intern Med. 1998;129(10):770–8.

10. National Center for Complementary and Integrative Health (NCCIH). "Glucosamine and Chondroitin for Osteoarthritis: What You Need to Know" [cited 2023]. Available from: https://www.nccih.nih.gov/health/glucosamine-and-chondroitin-for-osteoarthritis-what-you-need-to-know.

11. National Center for Complementary and Integrative Health (NCCIH). "Spotlight on Saw Palmetto Science" [cited 2023]. Available from: https://www.nccih.nih.gov/health/providers/digest/spotlight-on-saw-palmetto-science.

12. Perry TA, Weerasuriya A, Mouton PR, Holloway HW, Greig NH. Pyridoxine-induced toxicity in rats: a stereological quantification of the sensory neuropathy. Exp Neurol. 2004;190(1):133–44.

13. Richy F, Bruyere O, Ethgen O, Cucherat M, Henrotin Y, Reginster J-Y. Structural and symptomatic efficacy of glucosamine and chondroitin in knee osteoarthritis: a comprehensive meta-analysis: A comprehensive meta-analysis. Arch Intern Med. 2003;163(13):1514–22.

14. Suzycohen.com. "Rheumatoid Arthritis Sufferers – Don't Take Glucosamine" [cited 2023]. Available from: https://suzycohen.com/articles/rheumatoid-arthritis-suffers-dont-take-

glucosamine/.

15. van Hunsel F, van de Koppel S, van Puijenbroek E, Kant A. Vitamin B6 in health supplements and neuropathy: Case series assessment of spontaneously reported cases. Drug Saf. 2018;41(9):859–69.

16. Vrolijk MF, Opperhuizen A, Jansen EHJM, Hageman GJ, Bast A, Haenen GRMM. The vitamin B6 paradox: Supplementation with high concentrations of pyridoxine leads to decreased vitamin B6 function. Toxicol In Vitro. 2017;44:206–12.

17. Wandel S, Jüni P, Tendal B, Nüesch E, Villiger PM, Welton NJ, et al. Effects of glucosamine, chondroitin, or placebo in patients with osteoarthritis of hip or knee: network meta-analysis. BMJ. 2010;341(sep16 2):c4675.

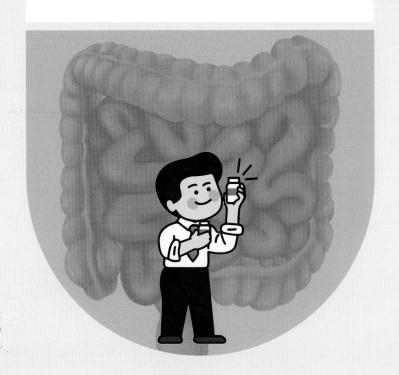

항산화제, 간 영양제, 프로바이오틱스의 잠재적 이점과 위험

건강에 대한 전반적인 관심이 증가하고 건강기능식품 시장이 확장되면서, 항산화제, 간 보호 영양제, 프로바이오틱스와 같은 제품들이 대중적으로 널리 사용되고 있습니다. 많은 사람들이 다양한 건강상의 이점을 기대하며 이러한 제품을 섭취하지만, 실제로 그 효능이 과학적으로 입증된 경우는 많지 않습니다.

항산화제의 경우, 산화적 스트레스를 감소시킬 수 있지만, 질병 예방이나 건강 개선에 직접적인 도움이 된다는 명확한 증거는 제한적입니다. 마찬가지로, 간 보호제는 간 질환을 가진 환자에게 간 기능 개선 효과가 입증되었지만, 건강한 사람에게는 간 질환 예방 효과에 대한 충분한 근거가 부족합니다. 그럼에도 불구하고 많은 사람들이 예방 목적으로 이를 복용하고 있습니다. 또한 프로바이오틱스는 장 건강과 면역 체계에 긍정적인 영향을 미칠 수 있으나, 그 효과는 개인의 장내 환경과 전반적인 건강 상태에 따라 달라질 수 있습니다.

이러한 보충제들은 잠재적 이점을 가지고 있지만, 그 효과가 모든 개인에게 일관되게 나타나지 않으므로 사용 시 신중해야 합니다. 건강기능식품을 섭취하기 전에는 개인의 건강 상태와 제품의 과학적 근거, 그리고 가능한 부작용을 신중하게 고려하는 것이 필요합니다.

항산화제의 효과와 한계

활성 산소는 세포 손상, 노화, 그리고 여러 질병의 원인이 될 수 있습니다. 이에 대응하는 항산화제는 천연 식품에서 섭취할 경우 질병의 위험을 줄이고 피부 노화를 지연시키는 등 다양한 건강상의 이점을 제공합니다. 하지만, 항산화 보충제는 이러한 이점을 충분히 입증하지 못했으며 일부는 사망률을 증가시킬 수도 있습니다.

 간 보호 영양제의 한계

간은 중요한 해독 기관으로, 많은 사람들이 간 기능을 지원하고 해독 능력을 향상시키기 위해 우루소데옥시콜린산(ursodeoxycholic Acid, UDCA)과 실리마린(silymarin)과 같은 영양 보충제를 섭취합니다. UDCA는 담즙산 조성을 개선하고 간세포를 보호하며, 실리마린은 항산화 작용을 통해 간세포를 보호하고 해독 과정을 촉진합니다. 그러나 이 성분들은 주로 간 질환 또는 담석 질환을 가진 환자에게 유익하며, 건강한 개인에게 미치는 효과는 아직 충분히 입증되지 않았습니다.

 프로바이오틱스의 건강상 이점과 위험성

프로바이오틱스는 장내 미생물의 균형을 개선하고 면역 체계를 강화하는 등 다양한 건강상의 이점을 제공합니다. 그러나 면역력이 약한 사람이나 중증 질환을 가진 사람들에게는 기회 감염을 유발하거나 알레르기 반응, 발열, 관절염과 같은 부작용을 일으킬 수 있습니다. 따라서 사용 전에는 충분한 정보를 얻고 주의를 기울일 필요가 있습니다.

🔵 항산화제, 어떤 이득이 있을까?

산화적 스트레스와 활성산소(reactive oxygen species, ROS)는 세포 손상, 노화 및 다양한 질병의 주요 원인이 될 수 있습니다. 혈관 내에서의 산화적 스트레스는 고혈압 발병과 연관되어 혈관 염증을 촉진하고, 과도한 활성산소는 리폭신과 같은 중요한 지질 신호 분자들을 산화시켜 세포 기능 이상 및 세포 사멸을 유발합니다. 이러한 과정은 동맥경화증을 포함한 심혈관 질환, 만성폐쇄성폐질환, 알츠하이머, 암과 같은 다양한 질병의 발달에 기여할 수 있습니다.

이에 대응하여 항산화제는 유해한 활성산소를 중화시키는 데 중요한 역할을 합니다. 이들은 건강한 세포를 유지하고 노화 과정을 늦추며, 특정 질병의 위험을 감소시킬 수 있습니다. 항산화제의 주요 구성 요소로는 비타민 C와 비타민 E, 셀레늄, 플라보노이드, 코엔자임 Q10, 글루타치온 등이 있습니다. 이러한 성분들은 각각의 방식으로 활성산소를 제거하여 세포를 보호하고 질병을 예방하는 데 기여할 수 있습니다. 최근에는 이들 성분의 효과를 입증하기 위한 연구가 활발히 진행되고 있습니다.

다양한 연구에서 과일과 채소에 함유된 항산화제의 섭취는 심혈관계 건강을 향상시키고, 암 발생을 감소하는 것으로 나타났습니다. 그러나 항산화 보충

🔵 항산화제의 종류

- **Mebrain antioxidants:** tocopherols, ubiquinones, carotenoids
- **Soluble antioxidants:** NADPH, NADH, ascorbic acid, GSH, thiols

항산화제는 크게 두 가지 범주로 나눌 수 있습니다. 첫 번째는 세포막의 항산화제로, 토코페롤(비타민 E), 유비퀴논(코엔자임 Q10), 카로티노이드(베타카로틴 등)가 이에 속합니다. 이들은 주로 세포막 내에서 활성산소와 반응하여 세포막을 보호하는 역할을 합니다. 두 번째 범주는 수용성 항산화제로, NADPH, NADH, 아스코르빈산(비타민 C), 글루타치온(GSH), 티올 등이 여기에 해당합니다. 이들은 주로 세포질 내에서 활성산소를 중화시키는 기능을 합니다.

- NADPH, nicotinamide adenine dinucleotide phosphate; NAD, nicotinamide adenine dinucleotide; GSH, glutathione.

제와 관련한 임상 시험들은 이러한 이점을 입증하지 못했습니다. 베타카로틴, 비타민 A, 비타민 C, 비타민 E 및 셀레늄의 단독 혹은 병용 보충은 암 발생률에 유의미한 영향을 미치지 않았으며, 오히려 베타카로틴과 비타민 A, 비타민 E의 보충은 사망률을 증가시키는 것으로 나타났습니다. 심혈관계 질환 또는 당뇨병을 가진 사람들을 대상으로 한 임상연구에서도 항산화 비타민 보충제는 심근경색, 관상동맥 질환, 뇌졸중, 암의 발생률 및 사망률에 유의미한 영향을 주지 않았습니다. 그 밖에 항산화 비타민 보충제는 퇴행성 수정체 혼탁의 발달이나 진행, 시력 손실 위험에 유의미한 효과가 없었습니다. 이러한 결과는 항산화 보충제가 항산화제를 풍부하게 포함한 식단보다 우수하지 않으며 때로는 해로울 수도 있다는 것을 나타냅니다.

활성산소는 단순한 부산물이 아니라 체내에서 신호 전달, 세포사멸 및 감염 대응에 중요한 역할을 합니다. 이는 외부의 균을 없애고, 오래된 세포나 조직을 제거하고, 상처 회복에 필수적이며, 산화-환원 반응을 통해 ATP를 만들고, 세포 신호 경로에서 신호 분자로 작용합니다. 따라서 산화적 스트레스와 항산화 반응 사이의 균형이 건강 유지에 중요합니다. 과도한 항산화제 복용은 세포 사멸률을 증가시키고 체내 항산화제의 합성을 방해할 수 있으며, 이로 인해 우리 몸은 균형을 유지하기 위해 더 많은 활성산소를 생성할 수 있습니다.

결론적으로, 특정 상황에서 항산화 보충제가 증상 완화에 도움을 줄 수는 있지만, 질병 예방에 있어서의 효과는 아직 충분히 입증되지 않았습니다. 따라서 과도한 항산화 보충제의 사용은 신중을 기하고, 과일과 채소와 같은 천연 항산화제가 풍부한 식단을 권장합니다. 식단을 통한 천연 항산화제는 다양한 생리활성 물질을 함께 제공하며, 이는 보충제로 얻을 수 있는 것과는 다른 건강상의 이점을 제공합니다.

⑨ 간 영양제, 피로가 회복될까?

간은 우리 몸의 주요 해독 기관으로 몸에 유입된 독소를 제거하고 음식으로부터 얻은 영양소를 처리하는 등 생명 유지에 필수적인 기능을 담당합니다. 현대인의 생활 습관, 특히 고지방과 고칼로리 식사, 과도한 알코올 섭취, 신체 활동 부족 등은 간 건강에 부정적인 영향을 미칠 수 있습니다. 이러한 상황에서 많은 사람들이 간 기능을 지원하고 해독 기능을 개선하는 영양 보충제에 관심을 갖게 되었습니다. 간 영양제의 대표적인 성분에는 우루소데옥시콜린산 (ursodeoxycholic acid, UDCA)과 실리마린(silymarin)이 있습니다.

UDCA는 주로 간 질환과 담석 질환 치료에 사용되는 성분입니다. UDCA의 주요 작용 기전은 담즙산 조성의 개선, 간세포 보호, 항염 효과, 그리고 담석 용해 등으로 이루어져 있습니다. 담즙 정체는 간 손상을 유발할 수 있으므로, UDCA의 담즙산 조성 개선 기능은 특히 만성 담즙정체성 간질환에 효과적일 수 있습니다. 그러나 UDCA의 간세포 보호 효과는 주로 간 질환 또는 담석 질환을 가진 환자들에게 관찰되며, 담즙 정체가 없는 건강한 개인에게서는 그 이점이 아직 충분히 밝혀지지 않았습니다. 특히 건강한 개인에서 UDCA가 피로 개선이나 간 질환 예방에 효과적이라고 주장하기 어렵습니다. 건강한 사람들에게 UDCA 사용의 효능을 입증하기 위해서는 추가 연구가 필요합니다.

실리마린은 밀크시슬(milk thistle, *silybum marianum*)의 씨앗에서 추출된 식물성 활성 성분으로, 간 보호 및 기능 향상에 대한 잠재적 이점을 가진 것으로 알려져 있습니다. 이 성분은 항산화 작용으로 간세포를 보호하고, 해독 과정을 촉진하며, 항섬유화 작용을 통해 간의 재생을 도와주는 역할을 합니다. 현재까지의 연구에서 실리마린은 만성 간 질환, 알코올성 및 비알코올성 지방간, 간 독성, 그리고 일부 암 유형에 대해 유익한 효과를 보여주었습니다. 이 연구들은 실리마린이 간세포의 재생을 촉진하고, 염증 반응을 감소시키며, 간 섬유화를 억제한다는 것을 보여줍니다. 특히 산화적 스트레스로 인한 만성 간 질환에서 실리마린의 항산화 역할이 중요하며, 알코올성 간경변 환자에서는 생존 기간을 연장하는 데 도움이 된 것으로 보고되었습니다. 그러나 실리마린이 정상적인 간 기능을 가진 건강한 인구에게 동일한 이점을 제공한다는 명확한 증거는 아직 부족합니다. 비만 환자를 대상으로 한 연구에서 실리마린이 간의 크기, 기능, 혈액 내 지질 수치에 미치는 영향을 평가했지만, 위약 대조군과 비교했을 때 유의미한 차이를 발견하지 못했습니다.

또한 간 기능을 지원하는 보충제가 피로 회복에 직접적인 효과를 제공한다는 근거는 부족합니다. 피로는 다양한 원인에 의해 발생할 수 있으며, 간 기능 개선이 모든 유형의 피로에 직접적인 영향을 미친다고 보기는 어렵습니다. 특히 정상적인 간 기능을 가진 건강한 사람들에서 피로의 원인이 간과 관련될 가능성은 낮습니다. 따라서 간 보충제의 사용만으로 피로 감소를 보장할 수 없으며, 피로가 지속되는 경우 다른 건강 문제에 대한 진단이나 생활 습관의 개선이 필요할 수 있습니다.

◉ 프로바이오틱스, 무조건 몸에 좋을까?

프로바이오틱스는 일반적으로 인간에게 건강상의 이점을 제공하는 미생물로 정의됩니다. 많은 사람들이 이러한 이점에 공감하여 일상적으로 프로바이오틱스를 복용하고 있습니다. 이들은 주로 장내 미생물 균형을 개선하고 소화 기능을 지원하며, 면역 체계를 강화하는 데 도움을 줄 수 있습니다. 특히 일부 연구에서는 특정 피부 상태, 불안장애, 우울증 등의 정신 건강 문제에 대한 프로바이오틱스의 긍정적인 영향도 주목받고 있습니다.

프로바이오틱스는 대부분 안전성이 입증되어 있으나, 특정 상황에서는 위험성이 있을 수 있습니다. 예를 들어, 면역력이 약한 사람이나 중증 질환을 앓고 있는 사람들에게는 프로바이오틱스가 기회 감염을 유발할 수 있습니다. 프로바이오틱스 관련 부작용으로는 패혈증, 위장관 허혈, 심내막염, 간 농양, 폐렴, 곰팡이증 등이 포함되며, 이러한 부작용은 주로 중증 환자, 수술 후 환자, 입원 환자, 면역 기능이 저하된 환자 등 위험군에 속하는 환자들에서 더 자주 발생합니다. 프로바이오틱스로 인한 감염은 약화된 장의 장벽을 통해 발생할 수 있습니다. 일반적으로 건강한 장벽은 박테리아의 이동을 방지하지만, 염증, 감염 또는 특정 질병 상태에서 장벽이 손상될 경우 박테리아가 혈류나 다른 조직으로 이동할 가능성이 있습니다.

- **프로바이오틱스:** 적절한 양을 섭취할 경우 건강에 유익한 효과를 줄 수 있는 살아 있는 미생물입니다. 이들은 유산균뿐만 아니라 비피도박테리아와 같은 다양한 종류의 유익한 박테리아를 포함하고 있습니다.
- **유산균:** 프로바이오틱스의 한 종류로, 당을 유산으로 분해하는 능력을 가지고 있습니다. 이 과정은 장내 pH를 낮추어 유해 박테리아의 성장을 억제하는 데 도움을 줍니다.

또한 프로바이오틱스는 개인의 면역 반응에 영향을 미칠 수 있습니다. 예를 들어, 알레르기가 있는 사람들에게 프로바이오틱스는 예상치 못한 면역 반응을 유발하여 알레르기 반응을 증가시킬 수 있습니다. 또한, 프로바이오틱스는 세포성 및 체액성 면역에 영향을 미치며, 사이토카인의 분비를 조절할 수 있습니다. 이러한 면역 조절은 발열이나 관절염과 같은 부작용을 유발할 수 있습니다. 프로바이오틱스의 사용은 위장관 생리학에 영향을 미칠 수 있으며, 특히 담즙염 가수분해효소(bile salt hydrolase, BSH)의 생산으로 인해 담즙염의 분해를 유발할 수 있습니다. 이는 영양소 흡수 장애, 담즙 정체, 대장암 위험 증가로 이어질 수 있습니다. 더불어, 프로바이오틱스가 항생제 저항성 유전자를 전달할 수 있다는 우려도 있으며, 이는 항생제 치료의 효과를 감소시키는 중요한 문제로 이어질 수 있습니다.

이러한 잠재적 위험 요소들에도 불구하고, 프로바이오틱스는 개인에게 다양한 이점을 제공할 수 있습니다. 그러나 면역력이 약한 사람, 수술을 받은 사람, 고령자, 세균 감염에 취약한 사람들은 프로바이오틱스 사용에 신중을 기해야 하며, 사용 전에 각 개별 균주에 대한 충분한 이해가 필요합니다.

지금까지 여러 측면에서 영양제의 부작용에 대해 살펴보았습니다. 건강기능식품을 섭취함으로써 피로 개선과 같은 개별적인 효능을 경험할 수 있지만, 중요한 것은 이러한 제품들이 임상 연구를 토대로 입증된 약이 아니라는 사실입니다. 많은 사람들이 건강기능식품을 약으로 오인하는 경우가 있지만, 이는 잘못된 인식이며, 이를 바로잡는 것이 필요합니다. 건강기능식품이 가진 효능의 스펙트럼을 정확히 이해하고, 관련된 부작용이 무엇인지 알고 섭취하는 것이 중요하며, 과장된 광고에 현혹되지 않도록 주의해야 합니다. 건강기능식품은 의학적 치료를 대체할 수는 없습니다. 이러한 제품들을 선택할 때는 신중을 기해야 하며, 필요한 경우 전문가의 조언을 구하는 것이 바람직합니다. 건강을 지키는 첫걸음은 정확한 정보와 지식을 갖추는 것에서부터 시작합니다.

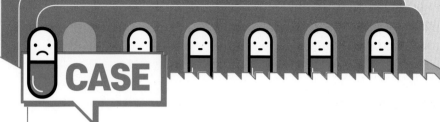

50대 중반의 남성으로, 현재 특별한 병력은 없으나 과거 급성 A형 간염으로 인해 간수치가 상승한 적이 있다고 합니다. 이 환자는 평소 술을 자주 섭취하여 간기능 저하에 대한 우려가 있어, 지속적으로 UDCA (ursodeoxycholic acid) 영양제를 복용하고 있습니다.

과연 이 영양제가 도움이 될까요?

　많은 사람들이 간 건강을 위해 UDCA를 사용하지만, 이는 알코올로 인한 간 손상을 치료하거나 예방하는 데에는 효과적이지 않습니다. UDCA는 주로 담낭 결석이나 특정 만성 간 질환의 치료에 사용됩니다. 알코올에 의한 간 손상에는 직접적인 치료 효과가 없으며, 정상적인 간 기능을 가진 사람의 해독 기능을 특별히 강화하지 않습니다. 따라서 UDCA는 특정 상황에서 간 건강을 지원할 수 있지만, 현재 간 기능이 정상인 사람에게 특별히 권장되는 영양제는 아닙니다.

Q&A

Q1 항산화제의 필요성이 증가하는 경우는 어떤 상황인가요?

항산화제의 필요성은 격렬한 운동, 감염, 스트레스, 환경 오염 등 산화 스트레스를 증가시키는 상황에서 높아집니다. 가공식품과 고지방 식단의 섭취, 과일과 채소의 부족, 노화로 인한 방어력 감소도 항산화제 요구를 증가시킬 수 있습니다. 이러한 경우, 식단을 통한 항산화 영양소의 섭취를 증가시키거나 보충제 복용을 고려할 수 있습니다. 다만, 더 적합한 항산화 보충제에 대해서는 전문가와 상의해 개인에 맞는 성분과 용량을 결정하는 것이 좋습니다.

Q2 숙취 해소에는 어떤 영양제는 어떤 것들이 있나요?

숙취 해소 혹은 알코올 대사에 도움이 될 수 있는 영양제로는 비타민 B군, 비타민 C, 밀크시슬, 그리고 아르기닌이 있습니다. 비타민 B군은 알코올 대사를 촉진하고 에너지 수준을 높여 간 기능을 지원할 수 있습니다. 비타민 C는 강력한 항산화제로서, 산화 스트레스를 줄이고 면역 체계를 강화하여 알코올 섭취 후 발생할 수 있는 피로와 면역 저하를 개선하는 데 유용합니다. 밀크시슬은 실리마린 성분을 포함하여 간세포를 보호하고 회복시키는 데 도움을 주어, 숙취로 인한 간 손상에 도움이 될 수 있습니다. 아르기닌은 간에서의 암모니아 해독을 촉진하고, 알코올 분해 시 생성되는 독소를 처리하는 데 기여할 수 있습니다. 이들 영양제는 숙취 증상 완화에 도움을 줄 수 있으나, 과도한 알코올 섭취 후의 건강 관리에는 전문적인 의료 상담이 필요합니다.

항생제를 복용하는 동안 유산균을 함께 먹어도 괜찮을까요?

유산균은 일반적으로 항생제로 인해 발생할 수 있는 장내 불균형을 완화하고 장 건강을 지원하는 데 도움을 줍니다. 항생제는 유해 균뿐만 아니라 유익한 장내 미생물까지 손상시킬 수 있기 때문에, 유산균 복용을 통해 이러한 균형을 회복하는 것이 도움이 될 수 있습니다. 유산균 제품을 선택할 때는 보장 균수[10억 CFU (colony forming units) 이상]를 확인하는 것이 중요하며, 이는 유산균이 충분한 양으로 장에 도달하여 효과를 발휘할 수 있도록 합니다. 다만, 항생제 복용 후 최소 2~3시간이 지난 후에 유산균을 섭취하는 것이 이상적입니다. 이는 항생제가 유산균을 파괴하는 것을 방지하기 위한 것입니다. 그러나 유산균이 모든 상황에서 항상 효과적인 것은 아니며, 감염이 심각하거나 면역 체계가 약화된 경우에는 부작용이 있을 수 있습니다.

항산화제, 간 영양제, 프로바이오틱스의 잠재적 이점과 위험

한번에 정리하기

작용 위치	항산화 기능	특이사항
비타민 E (Tocopherol)		
• 세포막	• 세포막을 자유라디칼로부터 보호	• 과다 섭취 시 산화 스트레스, 출혈 위험 증가
코엔자임 Q10 (Coenzyme Q10, CoQ10)		
• 미토콘드리아	• 미토콘드리아 내의 산화환원 반응과 에너지 생성 • 미토콘드리아를 산화 스트레스로부터 보호	• 체내에서 생성(내인성 항산화제) • 노화 및 신체 상황에 따라 생성 감소 • 과다 섭취 시 출혈 및 혈당, 혈압 변동 가능성
글루타치온(Glutathione)		
• 세포질	• 세포 내 독소 제거 • 세포를 자유라디칼로부터 보호	• 체내에서 생성(내인성 항산화제) • 보충제 형태로 섭취 시 소화 효소에 의해 분해 • 과다 섭취 시 천식 발작 보고 (천식 및 알레르기 시 주의)
비타민 C (Ascorbic acid)		
• 세포질	• 세포 회복 및 면역 기능 지원 • 세포를 자유라디칼로부터 보호	• 과다 섭취 시 속쓰림, 신장결석 • 고용량에서 산화제로 작용 가능
셀레늄(Selenium, Se)		
• 세포질	• 항산화 효소의 구성 요소 • 세포를 자유라디칼로부터 보호	• 과다 섭취 시 위장장애, 피로감, 신경 손상, 암 위험 증가 가능성
베타카로틴(β-Carotene)		
• 세포질, 핵	• 비타민 A의 전구체 • 세포를 자유라디칼로부터 보호	• 장기 복용 및 흡연자 주의(폐암 발생)

항산화제의 두 얼굴

항산화제가 건강 유지에 중요한 역할을 한다는 것은 잘 알려져 있지만, 그 효과는 긍정적인 면과 부정적인 면이 함께 존재합니다. 이러한 이중성을 이해하는 것은 항산화제를 적절히 사용하기 위해 필요합니다.

항산화제는 일반적으로 신체를 자유라디칼로부터 보호하는 데 중요한 역할을 합니다. 그러나, 과도한 항산화제 섭취는 건강에 해로울 수 있습니다. 과다한 항산화제는 체내의 산화-환원 균형을 방해하고, 이는 자유라디칼을 제거하는 몸의 자연 능력을 약화시킬 수 있습니다. 또한 특정 상황에서는 산화 반응을 촉진하는 프로산화제(pro-oxidants)로 작용할 수 있습니다.

 펜턴 반응(Fenton reaction)

펜턴 반응은 철 이온(Fe)과 과산화수소(H_2O_2)가 반응하여 고도의 반응성을 가진 하이드록실 라디칼($OH^{\cdot}$)을 생성하는 화학 반응입니다. 이 반응은 세포 손상 및 여러 질병의 원인이 될 수 있는 산화 스트레스 반응에 중요한 역할을 합니다. 펜턴 반응은 다음과 같은 두 단계로 이루어집니다.

철(II)이 과산화수소와 반응하여 철(III)과 하이드록실 라디칼, 그리고 하이드록사이드 이온을 생성합니다.

$$Fe^{2+}+H_2O_2 \rightarrow Fe^{3+}+OH^{\cdot}+OH^-$$

생성된 철(III)은 다시 철(II)로 환원될 수 있으며, 이 과정이 반복되면서 지속적으로 하이드록실 라디칼이 생성됩니다.

$$Fe^{3+}+H_2O_2 \rightarrow Fe^{2+}+H^++HO_2^{\cdot}$$

이 반응을 통해 생성된 하이드록실 라디칼은 매우 강력한 산화제로, 세포의 DNA, 단백질, 지질 등을 손상시킬 수 있습니다.

1) 항산화제의 프로산화제(Pro-oxidants)로의 변화

일부 항산화제는 과도하게 섭취될 경우 예상과 달리 해로운 영향을 미칠 수 있습니다. 이러한 물질들은 적정량을 초과할 때 오히려 산화 반응을 증가시키는 프로산화제로 작용하며, 이는 세포 손상을 유발하고 전반적인 건강에 부정적인 결과를 초래할 수 있습니다. 예를 들어, 비타민 E를 과량으로 섭취하면 혈중 산화 스트레스를 증가시켜 심장 질환의 위험을 높일 수 있습니다. 비타민 E는 세포 막의 불포화 지방산을 자유라디칼로부터 보호하는 역할을 하지만, 비타민 E가 과도하게 존재할 경우, 다른 항산화 시스템의 기능을 방해하거나 불안정한 중간체를 생성하여 산화 반응을 촉진시킬 수 있기 때문입니다. 비타민 C의 경우, 체내에서 고농도로 존재하는 경우 산화제로 작용할 수 있습니다. 특히, 비타민 C가 철과 반응하여 활성 산소종을 생성하는 펜튼 반응(Fenton reaction)은, 주로 비타민 C가 체내의 철과 같은 전이 금속과 과도하게 반응할 때 발생합니다. 이러한 사실은 항산화제를 섭취할 때 적절한 양과 조건을 고려해야 함을 시사합니다.

2) 영양소 간의 상호작용

특정 영양소를 과도하게 섭취하면 다른 필수 영양소의 흡수와 대사에 해를 끼칠 수 있습니다. 예를 들어, 비타민 C를 과다 섭취하면 구리의 흡수를 방해할 수 있으며, 이는 구리 결핍으로 이어질 수 있습니다. 마찬가지로, 칼슘을 과다 섭취할 경우 철분 흡수가 감소할 수 있으며, 마그네슘이나 아연을 과다 섭취하면 각각 칼슘과 구리의 흡수를 방해할 수 있습니다. 이러한 불균형은 다양한 건강 문제를 초래할 수 있으므로, 영양소 섭취는 균형을 유지하는 것이 중요합니다.

특히 항산화제는 산화 스트레스에 대응하기 위해 서로 상호작용합니다. 각 항산화제는 다른 항산화제와 협력하여 전체적인 방어 메커니즘을 강화하는 역할을 수행합니다. 예를 들어, 비타민 E와 비타민 C는 서로 협력하여 세포를 산화 스트레스로부터 보호합니다. 비타민 E가 자유라디칼을 중화시킬 때, 비타민 C는 비타민 E를 다시 환원시켜 그 효능을 회복시키는 역할을 합니다. 그러나 만약 비타민 E를 과도하게 섭취한다면, 비타민 C의 환원 능력이 과부하 상태가 되어, 다른 생리적 기능을 위해 필요한 비타민 C의 양이 부족하게 될 수 있습니다. 또한 셀레늄과 비타민 E는 중요한 상호작용을 가져, 셀레늄 수준이 낮을 경우 비타민 E의 항산화 효과가 약화될 수 있습니다. 이런 불균형은 항산화 방어 체계의 전반적인 효율성을 저하시킬 수 있습니다.

이와 같이 특정 영양소를 과도하게 섭취하는 것은 건강에 해로울 수 있으므로 균형 잡힌 영양 섭취가 중요합니다. 특히 보충제 사용 시에는 특정 성분의 과다 섭취를 주의해야 합니다. 우리 몸에 유익한 항산화제도 과량 섭취 시 오히려 산화제로 작용할 수 있습니다. 또한 이는 다른 영양소의 흡수를 방해하고, 다른 항산화제와의 균형을 깨뜨려 전체 항산화 시스템의 효율성을 저하시킬 수 있습니다. 따라서 영양 섭취는 신중하게 조절되어야 합니다.

1. A randomized, placebo-controlled, clinical trial of high-dose supplementation with vitamins C and E and beta carotene for age-related cataract and vision loss: AREDS report no. 9. Arch Ophthalmol. 2001;119(10):1439.

2. Atarodi H, Pazouki A, Gholizadeh B, Karami R, Kabir A, Sadri G, et al. Effect of silymarin on liver size and nonalcoholic fatty liver disease in morbidly obese patients: A randomized double-blind clinical trial. J Res Med Sci. 2022;27(1):76.

3. Barbusiński K. Fenton reaction - controversy concerning the chemistry. Ecol. Chem. Eng. S. 2009;16(3):347-58.

4. Bjelakovic G, Nikolova D, Simonetti RG, Gluud C. Antioxidant supplements for prevention of gastrointestinal cancers: a systematic review and meta-analysis. Lancet. 2004;364(9441):1219–28.

5. Didari T, Solki S, Mozaffari S, Nikfar S, Abdollahi M. A systematic review of the safety of probiotics. Expert Opin Drug Saf. 2014;13(2):227–39.

6. Féher J, Lengyel G. Silymarin in the prevention and treatment of liver diseases and primary liver cancer. Curr Pharm Biotechnol. 2012;13(1):210–7.

7. Forman HJ, Zhang H. Targeting oxidative stress in disease: promise and limitations of antioxidant therapy. Nat Rev Drug Discov. 2021;20(9):689-709.

8. Heart Protection Study Collaborative Group. MRC/BHF Heart Protection Study of antioxidant vitamin supplementation in 20,536 high-risk individuals: a randomised placebo-controlled trial. Lancet. 2002;360(9326):23–33.

9. Katkowska M, Garbacz K, Kusiak A. Probiotics: Should all patients take them? Microorganisms. 2021;9(12):2620.

10. Ka mierczak-Barańska J, Boguszewska K, Adamus-Grabicka A, Karwowski BT. Two faces of vitamin C-antioxidative and pro-oxidative agent. Nutrients. 2020;12(5):1501.

11. Miller ER 3rd, Pastor-Barriuso R, Dalal D, Riemersma RA, Appel LJ, Guallar E. Meta-analysis: high-dosage vitamin E supplementation may increase all-cause mortality. Ann Intern Med. 2005;142(1):37–46.

12. Poljsak B, uput D, Milisav I. Achieving the balance between ROS and antioxidants: when to use the synthetic antioxidants. Oxid Med Cell Longev. 2013;2013:956792.

13. Snydman DR. The Safety of Probiotics. Clinical Infectious Diseases. 2008;46:S104–11.

14. Zawistowska-Rojek A, Tyski S. Are probiotic really safe for humans? Pol J Microbiol. 2018;67(3):251–8.

부록
질환별 추천 영양제

앞서 다양한 영양제의 부작용에 대해 자세히 알아보았습니다. 그러나 영양제의 선택과 사용 방법을 적절히 조절한다면, 이러한 보조제들이 건강한 삶을 유지하고 일부 증상을 완화하는 데 도움을 줄 수 있다는 점도 잊지 말아야 합니다. 부록에서는 영양제가 제공할 수 있는 잠재적인 건강 효과와 그 조건들에 대해 살펴보도록 하겠습니다.

골관절염(Osteoarthritis)

편두통(Migraine)

혈액 순환(Circulation)

소화기(Digestive health)

다이어트(Diet)

부인과(Gynecological health)

정신(Mental health)

배뇨장애(Urinary disorders)

골관절염(Osteoarthritis)

MSM (Methyl sulfonyl methane)

- **관련기전** : 항염증(염증성 사이토카인 억제) 및 항산화 작용, 결합조직 보호(황 공급)
- **효　　과** : 관절 기능 향상(단, 강직성 및 통증 개선에 대해서는 논란), 피부 건강 향상
- **부 작 용** : 위장장애, 피부 발진 등의 알레르기 반응, 두통 및 피로감
- **추　　천** : 부종 등 염증 반응 동반되는 관절염, 피부 상처 회복

글루코사민(Glucosamine)

- **관련기전** : 연골 보호 및 재생 촉진, 관절의 윤활 증진
- **효　　과** : 강직성 개선, 관절염의 진행 지연(단, 통증 개선에는 논란)
- **부 작 용** : 위장장애, 혈당 및 혈액 응고에 영향, 간독성 사례, 알레르기 반응, 류마티스 관절염 환자 주의
- **추　　천** : 연골 손상 혹은 퇴행성 관절염, 관절의 강직성 개선 목표

콘드로이친(Chondroitin)

- **관련기전** : 연골 보호 및 재생 촉진, 연골 내의 수분 유지 및 충격 흡수
- **효　　과** : 통증 완화와 관절 기능 향상(단, 강직성 개선에는 논란)
- **부 작 용** : 위장장애, 혈액 응고에 영향, 알레르기 반응, 류마티스 관절염 환자 주의
- **추　　천** : 연골 손상 혹은 퇴행성 관절염, 글루코사민과 병행 요법

보스웰리아(Boswellia)

- **관련기전** : 항염증(5-lipoxygenase, 사이토카인 억제) 작용, 면역 조절
- **효　　과** : 관절염 증상 완화(통증, 강직성, 관절 기능 개선)
- **부 작 용** : 위장장애
- **추　　천** : 염증성 질환(천식, 염증성 장 질환, 관절염), 다른 보충제와 병행 요법

초록홍합(Green lipped mussel)

- **관련기전** : 항염증, 항산화 작용(오메가-3 지방산 함유)
- **효　　과** : 강직성 개선(단, 통증, 관절 기능 개선에는 논란), 진통제 사용 감소에 도움
- **부 작 용** : 위장장애, 알레르기 반응, 드물게 간독성
- **추　　천** : 근거가 제한적, 진통제 복용 증가 시 시도

편두통(Migraine)

비타민 B2 (Riboflavin)

- **관련기전** : 미토콘드리아 기능 개선(에너지 대사 촉진), 신경세포 항염증 작용, 신경전
  달물질 대사의 조효소, 뇌의 혈관 확장과 수축에 영향
- **효　　과** : 두통 빈도, 지속 기간, 강도 감소
- **부 작 용** : 고용량 섭취 시 소변색 변화, 위장장애, 다뇨증
- **추　　천** : 편두통 예방 및 완화, 에너지 대사 장애

마그네슘(Magnesium, Mg)

- **관련기전** : 신경전달 물질 활동 조절(아세틸콜린 분비 감소 및 분해 촉진), 혈관의 확장
  과 수축을 조절
- **효　　과** : 두통 빈도, 지속 기간 감소
- **부 작 용** : 위장장애(특히 설사, 복통), 혈압 변화, 심장 및 신장 장애가 있을 경우 주의
- **추　　천** : 편두통 예방 및 완화, 긴장 및 스트레스 완화

코엔자임 Q10 (Coenzyme Q10, CoQ10)

- **관련기전** : 미토콘드리아 내에서 에너지 생성 촉진, 항산화 작용
- **효　　과** : 두통 빈도, 지속 기간 감소
- **부 작 용** : 위장장애, 불면증 가능성, 고용량 섭취 시 혈액 응고·혈압 및 혈당 변화 가
  능성
- **추　　천** : 편두통 예방 및 완화, 에너지 대사 장애, 항산화 요구도가 큰 경우

혈액 순환(Circulation)

센텔라(*Centella asiatica*)

- **관련기전 :** 혈관 탄력성 증진, 염증 반응 감소(염증성 사이토카인 억제)
- **효　　과 :** 하지 무거움, 부종, 통증 개선
- **부 작 용 :** 위장장애
- **추　　천 :** 하지 순환 장애

디오스민(Diosmin)

- **관련기전 :** 혈관벽 강화, 혈액 순환 및 혈류 개선(혈관 수축 및 이완 능력 향상)
- **효　　과 :** 하지 무거움, 부종, 통증 개선, 치질 개선
- **부 작 용 :** 위장장애, 두통, 발진 등 알레르기 반응
- **추　　천 :** 하지 순환 장애 및 치질

피크노제놀(Pycnogenol)

- **관련기전 :** 항산화 작용, 항염증 작용, 항응고 작용, 호르몬 조절 효과
- **효　　과 :** 하지 부종 감소, 월경통 및 갱년기 증상 개선
- **부 작 용 :** 위장장애, 두통, 어지러움
- **추　　천 :** 하지 순환 장애, 월경통 및 갱년기 증상

은행잎 추출물(*Ginkgo biloba extract*)

- **관련기전 :** 혈관 확장, 항산화 작용, 항응고 작용
- **효　　과 :** 혈류 개선, 신경 보호
- **부 작 용 :** 고령자 주의(뇌출혈 가능성), 두통, 위장장애, 어지러움, 혈액 응고에 영향
- **추　　천 :** 두면부 혈액 순환, 뇌혈류 증진, 이명

산사나무 열매 추출물(Hawthorn berry extract)

- **관련기전 :** 심장 기능 개선, 혈액 순환 증진
- **효　　과 :** 울혈성 심부전 환자의 증상 개선, 혈압 조절 및 콜레스테롤 수치 개선, 소화 기능 개선
- **부 작 용 :** 두통, 어지러움, 심박수 및 혈압 변화(심장 질환에 주의하여 사용)
- **추　　천 :** 심혈관계 기능 개선이 필요한 경우, 소화 불량

아르기닌(Arginine)

- **관련기전 :** 혈관 이완을 통해 혈행 개선에 도움
- **효 과 :** 기초 혈류 개선, 심혈관 질환 환자의 운동 능력 개선
- **부 작 용 :** 위장장애, 혈압 및 혈당 변화, 천식 또는 심장 질환자 주의, 고령자 장기 복용 주의
- **추 천 :** 운동 성능 향상, 심혈관 건강 개선, 성 기능 장애

소화기(Digestive health)

프로바이오틱스(Probiotics)

- **관련기전** : 장내 미생물 개선, 염증 감소, 장 기능 개선
- **효　　과** : 복통 및 복부 팽만감 감소, 배변 습관 개선(균종마다 효능이 다를 수 있음)
- **부 작 용** : 알레르기, 면역력이 약한 경우 주의
- **추　　천** : 장내 미생물 불균형(소화기 및 피부 질환, 알레르기 등)

페퍼민트 오일(Peppermint oil)

- **관련기전** : 장의 평활근 이완, 항염증 작용
- **효　　과** : 과민성장증후군 증상 개선, 복통 개선(단, 단기 치료에 유효, 장기 치료는 논란)
- **부 작 용** : 속쓰림, 피부염, 흉통, 역류성식도염 환자 주의
- **추　　천** : 경련성 복통, 가스 및 팽만감, 기능성 소화불량, 두통 개선

비타민 D (Cholecalciferol, Ergocalciferol)

- **관련기전** : 염증 반응 억제, 장벽 강화, 면역 세포 활성화
- **효　　과** : 과민성장증후군 증상 개선(단, 효능에 대해서는 논란)
- **부 작 용** : 위장장애, 고칼슘혈증, 간 질환 및 신장 질환자 주의
- **추　　천** : 비타민 D 결핍, 염증성 장 질환

소화 효소제(Digestive enzyme)

- **관련기전** : 소화효소의 보충
- **효　　과** : 소화불량 증상 개선
- **부 작 용** : 팽만감, 내부 반응(위산과다, 위염, 위궤양)
- **추　　천** : 소화효소 부족 증상(팽만감, 가스, 설사, 불규칙한 대변, 소화불량, 특정 음식에 대한 불내성)

아티초크(Artichoke)

- **관련기전** : 쓸개즙 분비 촉진(지방 소화 촉진), 항산화 및 항염증 작용, 섬유질 함유
- **효　　과** : 소화불량 증상 개선
- **부 작 용** : 팽만감, 설사, 담석 혹은 담관에 이상이 있는 경우 주의
- **추　　천** : 담즙 정체, 지방소화 장애

글리시리진 제거 감초(Deglycyrrhizinated licorice, DGL)

- **관련기전** : 위장 점막 보호, 점액 생성 증가
- **효　　과** : 속쓰림 및 역류 완화 등 역류성 식도염 증상 완화(다른 치료의 보조적 효능)
- **부 작 용** : 소화불량, 복통, 알레르기
- **추　　천** : 위통증, 점막 보호

알로에 베라 추출물(Aloe vera Extract)

- **관련기전** : 소화기계 항염증 및 항산화 작용
- **효　　과** : 역류성 식도염 증상 완화
- **부 작 용** : 설사, 복통, 알레르기
- **추　　천** : 역류성 식도염(단, 알로에 전잎은 완화제로 사용에 주의, 제품 선택 시 전잎 함유 여부 확인 필요)

매스틱 검(Mastic gum)

- **관련기전** : 위점막 보호, 위산 분비 조절
- **효　　과** : 위 불편감 개선, 기능성 소화불량 증상 완화(위통, 상복부 둔통, 속쓰림)
- **부 작 용** : 복통, 설사, 혈당 변화
- **추　　천** : 만성적 위장 염증, 위궤양

다이어트(Diet)

유청단백질(Whey protein)

- **관련기전 :** 포만감 및 근육 유지, 체열 발생 효과(thermic effect)
- **효　　과 :** 다이어트에 보조적 도움, 심혈관 질환 위험 요소 개선
- **부 작 용 :** 유당 불내증 시 주의, 알레르기
- **추　　천 :** 칼로리 일부를 대체, 다이어트 중 근손실 예방

식이섬유 파우더(Dietary fiber powder)

- **관련기전 :** 포만감 및 소화 지연, 혈당 조절 효과, 장 건강 개선, 칼로리 흡수를 감소
- **효　　과 :** 다이어트에 보조적 도움(칼로리 제한 식이를 하는 사람에게 체중감량의 가장 큰 성공 요인)
- **부 작 용 :** 위장장애, 영양소 흡수 방해
- **추　　천 :** 포만감 및 혈당 조절이 필요한 경우, 변비 예방

알파리포산(Alpha-lipoic acid, ALA)

- **관련기전 :** 항산화 작용, 인슐린 저항성 개선, 대사 활성화, 지방 축적 감소
- **효　　과 :** 다이어트에 보조적 도움
- **부 작 용 :** 위장장애, 저혈당 증상 주의
- **추　　천 :** 과체중, 대사증후군 혹은 인슐린 저항성을 동반하는 경우, 항산화제 보충이 필요한 경우

가르시니아(Garcinia)

- **관련기전 :** 지방합성 억제, 지방분해 증가, 식욕 감소(세로토닌 조절)
- **효　　과 :** 다이어트에 보조적 도움, 탄수화물이 지방으로 합성되는 것을 억제
- **부 작 용 :** 케톤체 생산, 세로토닌 독성 보고(조증), 위장장애
- **추　　천 :** 고탄수화물 식이를 하는 자에게 도움(단, 고지방 식이를 하는 자에게는 비추천)

카르니틴(Carnitine)

- **관련기전 :** 지방의 미토콘드리아 이동을 촉진, 지방산 산화 촉진
- **효　　과 :** 체지방 감소에 도움을 줄 수 있음(운동과 병행 시)
- **부 작 용 :** 위장장애, 불규칙한 심장 박동, 근육 약화, 체액 부족, 불안감 유발
- **추　　천 :** 과체중이나 비만인 대상자에게(만) 도움(운동과 병행 필요)

공액리놀레산(Conjugated linoleic acid, CLA)

- **관련기전 :** 지방 연소를 촉진, 지방세포 형성 억제
- **효   과 :** 체지방 감소에 도움을 줄 수 있음(단, 연구에 일관성 부족)
- **부 작 용 :** 위장장애, 지방간(간에 축적), 혈중 지질 수준 증가, 인슐린 저항성 증가 가능성
- **추   천 :** 과체중이나 비만인 대상자(운동과 병행 필요)

부인과(Gynecological health)

마그네슘(Magnesium, Mg)

- **관련기전 :** 에너지 생산 및 단백질 합성에 관여하는 효소 활동 조절,
  근육과 혈관 이완, 신경전달물질의 활동 조절
- **효　　과 :** 생리통, 월경전증후군, 월경 관련 편두통, 갱년기 증상 완화
- **부 작 용 :** 위장장애(특히 설사, 복통), 혈압 변화, 심장 및 신장 질환자 주의
- **추　　천 :** 피로감, 근육 경련, 근육 긴장 동반되는 생리통, 월경전증후군, 갱년기 증상

비타민 B6 (Pyridoxine)

- **관련기전 :** 신경전달물질의 생성과 기능을 지원, 호르몬 대사에 관여
- **효　　과 :** 월경전증후군의 정서적 증상에 긍정적 영향
- **부 작 용 :** 고용량 장기 복용 시 신경 손상
- **추　　천 :** 정서적 증상을 특히 호소하는 월경전증후군

칼슘(Calcium, Ca)

- **관련기전 :** 호르몬 대사 관여, 신경전달물질의 활동 조절
- **효　　과 :** 월경전증후군 관련 정서적, 신체적 증상(경련, 통증 등)을 개선
- **부 작 용 :** 위장장애, 신장 결석, 고칼슘혈증, 심혈관계 부작용 가능성
- **추　　천 :** 칼슘 섭취가 부족한 자, 골다공증, 월경전증후군

비타민 E (Tocopherol)

- **관련기전 :** 항산화 작용, 항응고 작용, 호르몬 균형 조절(에스트로겐 수용체 상호 작용)
- **효　　과 :** 월경전증후군 관련 증상(피로, 짜증, 수분 저류) 개선
- **부 작 용 :** 위장장애, 고용량 섭취 시 출혈 위험 증가
- **추　　천 :** 부종 호소, 염증 관련 증상 동반되는 월경전증후군

체이스트베리(Chasteberry)

- **관련기전 :** 뇌하수체에 영향을 주어 프로락틴 수치를 조절, 항염증 작용,
  도파민 수준에 영향
- **효　　과 :** 월경전증후군 관련 증상, 월경 전 우울장애에 보조적 도움
- **부 작 용 :** 위장장애, 피부발진이나 가려움, 두통, 어지러움
- **추　　천 :** 월경 주기의 불규칙성을 개선, 우울감을 호소하는 월경전증후군

오메가-3 지방산(Omega-3 fatty acids)

- **관련기전** : 항염증 작용, 프로스타글란딘 생산에 영향
- **효   과** : 일차성 월경통의 심각성 완화, 다낭성난소증후군 환자들에게 인슐린 저항성 감소
- **부 작 용** : 위장장애, 혈액응고 지연
- **추   천** : 월경통이 심한 경우 진통제 복용 경감에 도움, 다낭성난소증후군

성 요한초(St. John's Wort)

- **관련기전** : 세로토닌, 도파민, 노르에피네프린과 같은 신경전달물질 활동을 증가
- **효   과** : 갱년기 안면홍조, 신체적 증상, 심리적 증상 개선
- **부 작 용** : 감광성, 위장장애, 불면증, 현기증, 피로감, 약물 상호작용(예: 항우울제, 경구 피임약)
- **추   천** : 정서적 증상(우울, 불안, 기분변화), 안면홍조, 상열감, 야간 발한을 경험하는 갱년기 여성

서양 승마(Black cohosh)

- **관련기전** : 오피오이드 수용체에 작용하여 통증 완화, 에스트로겐 및 세로토닌과 유사한 효과
- **효   과** : 갱년기 증상, 특히 안면홍조 및 신체적 증상을 완화(단, 정서적 증상에는 효과 없음)
- **부 작 용** : 위장장애, 가슴 통증, 경련, 근육통, 발진, 체중 증가, 질 출혈
- **추   천** : 안면홍조와 야간 발한, 신체적 증상을 경험하는 갱년기 여성

비타민 D (Cholecalciferol, Ergocalciferol)

- **관련기전** : 호르몬 균형, 인슐린 감수성 개선, 염증 감소
- **효   과** : 다낭성난소증후군 환자의 자궁내막, 호르몬 수치에 긍정적 영향
- **부 작 용** : 위장장애, 고칼슘혈증, 간 질환 및 신장 질환자 주의
- **추   천** : 비타민 D 결핍, 다낭성난소증후군

이노시톨(Inositol)

- **관련기전** : 지방대사 개선, 인슐린 감수성 개선, 호르몬 균형 조절
- **효   과** : 다낭성난소증후군 환자의 배란 회복, 생식능력을 개선
- **부 작 용** : 위장장애, 두통, 피로감
- **추   천** : 다낭성난소증후군, 월경 주기가 불규칙한 경우, 배란 장애, 호르몬의 불균형이 있는 경우

정신(Mental health)

마그네슘(Magnesium, Mg)

- **관련기전** : GABA 수용체 활성화로 진정 효과, 근육 이완
- **효   과** : 수면 개시 시간 단축
- **부 작 용** : 위장장애(특히 설사, 복통), 혈압 변화, 심장 및 신장 장애 시 주의
- **추   천** : 근육 긴장, 수면 개시 장애(보조적), 스트레스나 불안으로 인한 수면 문제

GABA (Gamma-aminobutyric acid)

- **관련기전** : 억제성 신경전달 물질로 뇌의 과도한 신경 활동을 억제
- **효   과** : 수면 개시 시간 단축, 수면 시간 증가
- **부 작 용** : 위장장애, 졸음, 두통과 현기증, 불안
- **추   천** : 스트레스나 불안으로 인한 수면 장애, 뇌의 진정 효과가 필요한 경우

트립토판(L-tryptophan)

- **관련기전** : 세로토닌 전구체로 스트레스와 불안을 완화
- **효   과** : 수면 중 각성 시간을 단축
- **부 작 용** : 위장장애, 졸음, 피로감, 기분 변화, 근육 경련
- **추   천** : 얕은 수면 패턴, 수면 중 자주 깨는 경우, 스트레스나 불안으로 인한 수면 문제

멜라토닌(Melatonin)

- **관련기전** : 생체 리듬을 조절, 스트레스 호르몬 수준을 조절, 수면 유도 신경전달물질 활동을 증가
- **효   과** : 수면 장애 개선(수면의 질, 수면 개시 시간, 수면 시간)
- **부 작 용** : 위장장애, 두통, 졸음, 피로감, 감정변화, 혈압 상승, 구강 건조
- **추   천** : 시차 적응 문제, 교대 근무자, 고령자, 스트레스로 인한 수면 문제

발레리안(Valerian)

- **관련기전** : GABA 활동 증가로 진정 효과, 항불안 효과
- **효   과** : 수면 질 개선
- **부 작 용** : 위장장애, 두통, 현기증, 피로, 구강 건조, 드물게 우울감
- **추   천** : 일시적인 수면 장애, 갱년기 증상 완화(안면 홍조 등)

테아닌(L-Theanine)

- **관련기전** : GABA 활동 증가로 진정 효과, 이완 촉진(알파 뇌파 증가)
- **효   과** : 수면 질 개선, 스트레스 긴장 완화
- **부 작 용** : 위장장애, 두통, 현기증, 혈압 변화(카페인 음료와 병용 섭취 주의)
- **추   천** : 스트레스, 긴장 상태, 주의력 결핍 과잉행동 장애(ADHD)와 같이 수면에 영향을 미치는 질환

아슈와간다(Ashwagandha)

- **관련기전** : 세로토닌과 GABA 활성 증가로 진정 효과, 코르티솔 수준 감소로 스트레스 반응 완화
- **효   과** : 불안, 스트레스 완화
- **부 작 용** : 위장장애, 졸음, 피로, 갑상선 기능 변화, 혈당 및 혈압 변화(졸음 유발 약물과 병용 섭취 주의)
- **추   천** : 만성 스트레스, 수면 장애 동반

홍경천(Rhodiola rosea)

- **관련기전** : 코르티솔 분비 조절을 통해 스트레스 반응 완화, 신경전달물질 증진
- **효   과** : 스트레스로 인한 피로 개선, 정신적 성능 및 집중력 증가, 불완 완화
- **부 작 용** : 위장장애, 불면증, 두통, 현기증, 흥분
- **추   천** : 피로증후군, 만성피로, 집중력과 인지 기능 향상이 필요한 경우

SAMe (S-adenosyl methionine)

- **관련기전** : 신경전달물질(세로토닌, 도파민, 노르에피네프린) 합성 촉진하여 기분 조절
- **효   과** : 우울증 증상 완화
- **부 작 용** : 위장장애, 불면증과 신경과민, 저혈당 위험, 조울증 악화, 항우울제와 함께 사용 시 세로토닌 증후군
- **추   천** : 우울증 및 우울감(단, 조울증, 양극성 장애에 금기), 만성적인 관절염

오메가-3 지방산(Omega-3 fatty acids)

- **관련기전** : 항염증 효과, 신경전달물질 방출 및 재흡수 조절, 신경세포 막 구성요소
- **효   과** : 우울증 환자의 불안 증상을 초기 단계에서 완화(단, 장기적 이점은 없음)
- **부 작 용** : 위장장애, 혈액 응고 지연
- **추   천** : 경미한 우울증 및 우울감, 심혈관계 질환 예방

성 요한초(St. John's Wort)

- **관련기전 :** 신경전달물질 증가, 세로토닌 수용체 활동을 조절하여 기분 조절에 도움
- **효   과 :** 항우울 효과
- **부 작 용 :** 감광성, 위장장애, 불면증, 현기증, 피로감,
    약물 상호작용(예: 항우울제, 경구 피임약)
- **추   천 :** 경미한 우울증 및 우울감, 월경전증후군, 갱년기 증상

커큐민(Curcumin)

- **관련기전 :** 신경보호, 항염증 및 항산화 작용
- **효   과 :** 우울 증상 개선
- **부 작 용 :** 위장장애, 담석 및 담낭 문제가 있는 경우 주의(담낭 수축 촉진)
- **추   천 :** 과민성장증후군, 관절염 등 염증을 동반한 증상, 경미한 우울증 및 우울감

엽산(Folic acid)

- **관련기전 :** 메틸화 효소의 조효소로 DNA 합성, 신경세포 보호 및 신경전달물질 생산
    촉진
- **효   과 :** 우울 증상 개선
- **부 작 용 :** 위장장애, 드물게 수면 장애, 흥분, 과다 복용 시 신경 독성
- **추   천 :** 엽산 결핍, 산후 및 폐경기 우울증, 심혈관계 질환 예방

비타민 D (Cholecalciferol, Ergocalciferol)

- **관련기전 :** 신경전달물질 시스템에 영향, 염증 감소, 신경보호, 호르몬 균형
- **효   과 :** 우울 증상 개선
- **부 작 용 :** 위장장애, 고칼슘혈증, 간 질환 및 신장 질환자 주의
- **추   천 :** 비타민 D 결핍이 있는 경우, 햇볕에 대한 노출이 적은 경우, 경미한 우울증
    및 우울감

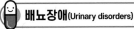 **배뇨장애**(Urinary disorders)

글리세로 인산칼슘(Calcium glycerophosphate)

- **관련기전 :** 식품이나 음료의 산도(pH) 중화, 방광 점막 보호
- **효 과 :** 간질성 방광염 증상 개선
- **부 작 용 :** 위장장애, 칼슘과 인의 불균형
- **추 천 :** 간질성 방광염, 산성 식품에 민감한 경우, 속쓰림 중화

퀘르세틴(Quercetin)

- **관련기전 :** 항염증 및 항산화 효과
- **효 과 :** 간질성 방광염 증상 개선
- **부 작 용 :** 위장장애, 두통, 저림, 홍조(혈관 이완), 과다 복용 시 신독성
- **추 천 :** 간질성 방광염, 알레르기(계절성 알레르기, 피부 반응 등)

베타시토스테롤(Beta-sitosterol)

- **관련기전 :** 식물성 스테롤 호르몬 조절, 항염증 효과, 콜레스테롤 흡수 억제
- **효 과 :** 전립선 비대증 증상 개선
- **부 작 용 :** 위장장애, 성욕 감소, 발기부전, 여드름, 과다 복용 시 신독성
- **추 천 :** 경미한 전립선 비대증, 고지혈증을 동반하는 경우